令和 腹腔镜下 胃手术

主编

（日）比企　直树
北里大学医学部上消化道外科主任，教授

（日）布部　创也
癌研有明病院消化道外科、胃肠外科部长

主审

徐泽宽
南京医科大学附属第一医院

管文贤
南京鼓楼医院

李国立
东部战区总医院

邢春根
苏州大学附属第二医院

主译

吴永友
苏州大学附属第二医院

王贵英
河北医科大学附属第二医院

U0198245

北方联合出版传媒（集团）股份有限公司

辽宁科学技术出版社

REIWA STYLE KYOSHIKA I SYUJUTSU NO SUBETE

© HIKI Naoki, NUNOBE Soya 2019

Originally published in Japan in 2019 by MEDICAL VIEW CO., LTD

Chinese (Simplified Character only) translation rights arranged with MEDICAL VIEW CO., LTD through TOHAN CORPORATION, TOKYO.

图书在版编目（CIP）数据

令和腹腔镜下胃手术 /（日）比企直树，（日）布部创也主编；吴永友，王贵英主译. —沈阳：辽宁科学技术出版社，2024.9

ISBN 978-7-5591-3558-2

Ⅰ.①令… Ⅱ.①比… ②布… ③吴… ④王… Ⅲ.①腹腔镜检—应用—胃疾病—外科手术 Ⅳ.①R656.6

中国国家版本馆CIP数据核字（2024）第083899号

出版发行：辽宁科学技术出版社
　　　　　（地址：沈阳市和平区十一纬路25号　邮编：110003）
印 刷 者：沈阳丰泽彩色包装印刷有限公司
经 销 者：各地新华书店
幅面尺寸：210mm × 285mm
印　　张：14.25
插　　页：4
字　　数：300千字
印　　数：1 ~ 1500册
出版时间：2024年9月第1版
印刷时间：2024年9月第1次印刷
责任编辑：凌　敏
封面设计：刘　彬
版式设计：袁　舒
责任校对：闻　洋

书　　号：ISBN 978-7-5591-3558-2
定　　价：198.00元

投稿热线：024-23284356
邮购热线：024-23284502
E-mail:lingmin19@163.com
http://www.lnkj.com.cn

序 言

　　日本平成时代的胃外科医师似乎是伴随腹腔镜胃切除的开发历史一路走过来的。由时任癌研有明病院消化道外科部长山口俊晴先生主编、福永哲先生与我执笔的《癌研模式腹腔镜下胃切除术》（MecialView出版社，2011年初版）就是这段历史中的一页。在书中，山口俊晴先生写道："腹腔镜下胃切除术快速进步，一路演变，其光芒相信一时不会褪去。"的确，该书是为教育汇聚在癌研有明病院这样的大中心里的年轻外科医师而编写的。无论什么时代，胃作为一个脏器是不会变的。对于探索通过何种手段来治疗胃癌等疾病，该书尤其珍贵。该书从手术视频中截取数十幅静止画面，并附以评论，制作动态视频无法表现的微细解剖图谱，一经上市在日本就大受欢迎，并翻译发行了中文版，受到众多年轻医师的喜爱。

　　时代在进步，对于早期胃癌，腹腔镜下胃切除术可以说已成为标准手术。在忙忙碌碌中，平成已改元为令和。在平成时代之末，令和开元之前，设想出版针对新时代胃外科医师的新书，并在书名前冠以新年号"令和"二字。不是复制开始褪色的"癌研模式"，而是想撰写一本闪烁着新光芒的专著。为此，邀请日本胃外科的年轻领军专家撰写本书，并冠以新的年号，对年轻医师探求的技术进行详细讲解。

　　在令和时代，年轻外科医师所追求的是什么？对于胃这一脏器而言，可能是掌握最优的可靠手术技术吧。不限于腹腔镜，本书尚覆盖机器人手术、腹腔镜内镜协同手术（LECS）等方面，除此以外，对于基本手术技术中最重要的组织处理方法、能量设备的使用方法等，在总论部分也加以讲解。

　　希望年轻外科医师通过本书，进一步提高安全、可靠的胃外科手术技术，为胃外科的世界增添光彩。

北里大学医学部上消化道外科

比企　直樹

编者、执笔者名单

● 主编

比企　直樹　　北里大学医学部 上部消化管外科 主任教授
布部　創也　　がん研有明病院 消化器センター 胃外科 部長

● 执笔者（五十音順）

石山　晃世志　がん研有明病院 消化器センター 上部消化管内科 医長
井田　智　　　がん研有明病院 消化器センター 胃外科 医長
市川　大輔　　山梨大学医学部 外科学講座第一教室 教授
稲木　紀幸　　順天堂大学医学部附属浦安病院 消化器・一般外科 先任准教授
牛久　秀樹　　北里大学医学部 上部消化管外科
大久保　友貴　名古屋市立大学大学院医学研究科 消化器外科学
大橋　学　　　がん研有明病院 消化器センター 胃外科 副部長
大前　雅実　　カロリンスカ大学病院 消化器病センター
大森　健　　　大阪国際がんセンター 消化器外科 副部長
小川　了　　　名古屋市立大学大学院医学研究科 消化器外科学 講師
神谷　欣志　　浜松医科大学 外科学第二講座 講師
菊池　寛利　　浜松医科大学 外科学第二講座 講師
木下　敬弘　　国立がん研究センター東病院 胃外科 科長
熊谷　厚志　　がん研有明病院 消化器センター 胃外科 医長
佐川　弘之　　名古屋市立大学大学院医学研究科 消化器外科学
櫻谷　美貴子　北里大学医学部 上部消化管外科
瀧口　修司　　名古屋市立大学大学院医学研究科 消化器外科学 教授
竹内　裕也　　浜松医科大学 外科学第二講座 教授
田中　達也　　名古屋市立大学大学院医学研究科 消化器外科学
新原　正大　　北里大学医学部 上部消化管外科
西﨑　正彦　　岡山大学大学院 医歯薬学総合研究科 消化器外科学 講師
布部　創也　　がん研有明病院 消化器センター 胃外科 部長
早川　俊輔　　名古屋市立大学大学院医学研究科 消化器外科学
原田　宏輝　　北里大学医学部 上部消化管外科
比企　直樹　　北里大学医学部 上部消化管外科 主任教授
平澤　俊明　　がん研有明病院 消化器センター 上部消化管内科 副部長
平松　良浩　　浜松医科大学 周術期等生活機能支援学講座 特任准教授
藤崎　順子　　がん研有明病院 消化器センター 消化器内科 部長
細田　桂　　　北里大学医学部 上部消化管外科 准教授
堀内　裕介　　がん研有明病院 消化器センター 上部消化管内科
峯　真司　　　順天堂大学医学部付属順天堂医院 上部消化管外科学講座 教授
山下　継史　　北里大学医学部 新世紀医療開発センター先進外科腫瘍学 教授
山本　頼正　　昭和大学藤が丘病院 消化器内科 准教授
由雄　敏之　　がん研有明病院 消化器センター 上部消化管内科 副部長
鷲尾　真理愛　北里大学医学部 上部消化管外科

审译者名单

● 主审

徐泽宽　南京医科大学附属第一医院

管文贤　南京鼓楼医院

李国立　东部战区总医院

邢春根　苏州大学附属第二医院

● 主译

吴永友　苏州大学附属第二医院

王贵英　河北医科大学附属第二医院

● 副主译

于向阳　天津南开医院

孙凌宇　哈尔滨医科大学附属第四医院

胡文庆　长治医学院附属长治市人民医院

● 译者

吴永友　苏州大学附属第二医院

王贵英　河北医科大学附属第二医院

孙凌宇　哈尔滨医科大学附属第四医院

胡文庆　长治医学院附属长治市人民医院

于向阳　天津南开医院

程　明　苏州大学附属第二医院

周　斌　江苏省肿瘤医院

付海啸　徐州医科大学附属医院

吴伟强　解放军联勤保障部队第九四〇医院

张春东　中国医科大学附属第四医院

颜上程　苏州大学附属第二医院

黄胜辉　福建医科大学附属协和医院

目录

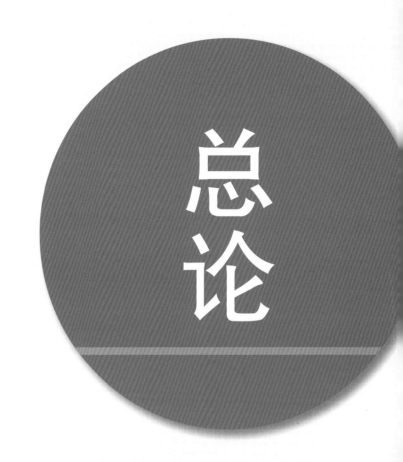

总论

腹腔镜手术中避免出血的诀窍

比企　直樹

前言

在腹腔镜手术中，出血无疑是术后出现并发症的危险因素，失血过多尚可危及生命。即使出血量不足以危及生命，也可能影响视野，使分离层面难以辨认。视野不良，可导致切开层面错误，甚至导致重要脏器与血管的损伤，引起术后并发症。要力求手术无并发症，最大限度控制出血非常重要。尤其是腹腔镜手术，出血影响视野，妨碍手术的进行，故近乎零出血的手术最为理想。

为什么出血？考虑出血原因

笔者考虑出血原因有3个：
（1）离断血管时，凝闭不充分。
（2）血管撕裂。
（3）血管部分夹闭、离断不完全。

1 离断血管时，凝闭不充分

随着手术设备的进步，器械商已开发出组织凝闭功能很强的器械，可以说不存在血管无法凝闭就离断的情况。血管闭合系统及近年开发的超声波凝固切开装置（超声刀），可对直径7mm以内的血管进行凝闭止血。那么，既然可凝闭直径7mm的血管，为什么对于出血还是无法做到防患于未然？使用电刀时，如通电确切，多数血管也可能止血。

2 血管撕裂

细小的血管撕裂，往往会导致出血。尤其是肥胖患者，脂肪内遍布细小血管，在钳子等器械插入时，有时可见涌出般的出血。多数是由于钳子或切开装置等器械插入组织时的挤压操作，导致血管撕裂（图1）。为防止在进行这类操作时出血，在器械插入时，应做到"组织几乎不移动"。也就是说，在插入器械时，往往集中关注器械本身，但其实观察插入器械处的组织更重要。因此，如发现器械对组织造成挤压，则停止这一动作。钳子操作时重要的是"看组织的'脸色'行事"。

使用超声刀时，"小口咬"还是"大口咬"哪个更好，有时很难说。理想的组织离断是，如有可能，"大口咬"可缩短手术时间，确切离断血管。但刀头长距离插入，会增加撕裂血管的风险，故手术中还是应采用"小口咬"的方法。在"看组织的'脸色'行事"的同时，如能避免组织移动并顺利插入超声刀刀头，抓持组织，则也可进行凝固止血能力强的"大口咬"离断。

图1　器械插入时损伤血管
插入器械时，观察膜性组织的移动，避免导致膜性组织移动的插入操作（"看组织的'脸色'行事"）。

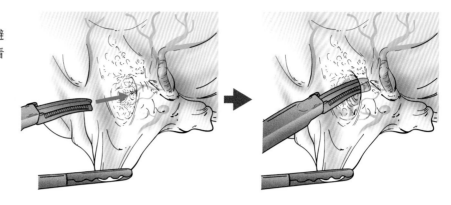

3　血管部分夹闭、离断不完全

随着器械的进步，超声刀及血管闭合系统也得以改良，即使是大把组织，也可无血离断。看高手手术时，发现他们实际上都是严格遵守"贯通后离断"的原则。也就是说，在术中观察血管时，血管表面有透明的膜，看到的血管只是透过膜所见到的部分。在这种状态下，想直接夹闭、离断，却往往只是夹闭了部分血管壁。也就是因为血管在膜下穿过，只是部分夹住了血管，导致夹闭不全的血管破裂出血。如图所示，血管的部分夹闭，导致血管凝闭不完全（图2a）。将覆盖在血管表面的膜打开，全周游离血管，则超声刀可完全夹闭血管。这样进行血管凝固、离断则不会出血（图2b）。"贯通后离断"的概念很平常，但却是最容易陷入的盲区。

图2　"贯通后离断"的意义
a：将膜与血管一起离断时，导致血管夹闭不全。
b：将膜切开，经其开口"贯通后离断"，则可确切夹闭、离断血管。

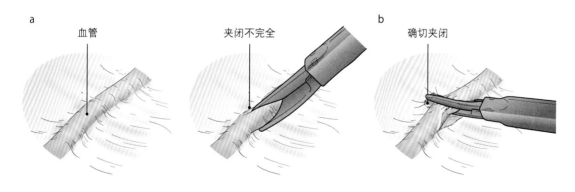

a　血管　　夹闭不完全　　b　确切夹闭

制作背面空间的意义

1　为"贯通后离断"，必须有通过的空间

前述的"贯通后离断"很重要，但对于肥胖的患者，要做到并非易事。为达到

"贯通后离断"，首先在贯穿组织的背面必须有空间。该空间越大，则出血风险越小。离断组织越薄，器官损伤风险越小。也就是说，坚持制作背面空间后再离断，几乎不会出血及损伤脏器（图3）。这并非仅适用于腹腔镜专用器械，对于使用电刀的场合也同样重要。如隔着一层膜烧灼血管，则烧灼不会仅仅限于血管本身，热量会通过膜扩散，导致无法充分止血。如能确保血管背面的空间，将膜切开，则可充分发挥超声刀的止血能力。

2 理解"制作背面空间"与"贯通后离断"

腹腔镜远端胃切除术（LDG）中，No.1 ~ No.3淋巴结清扫，即小弯侧淋巴结清扫，就是"制作背面空间"的典型例子。分布在小弯侧的血管，透过表面的膜看起来像一支血管，但在采用能量器械从表面将膜及血管一并处理时，往往会出血。如将此处见到的粗大血管用树来比喻，则相当于树干（图4），脂肪内众多的分支从

● 图3 "制作背面空间"的意义
确保贯通的空间，该空间内存在大量微细血管与淋巴管。

制作背面空间

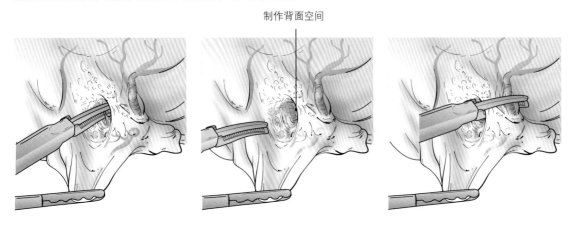

● 图4 理解"制作背面空间""贯通后离断"的模型
为确切贯通后离断血管，需确保其背面的空间。血管分支众多，难以确保该空间，应将其小心离断，"制作背面空间"，然后再"贯通后离断"。

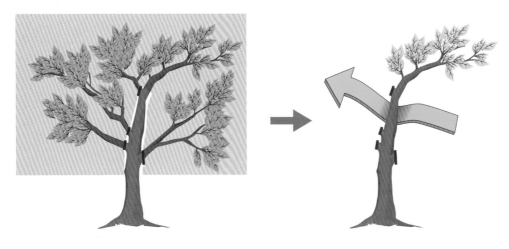

● 图5 "大口咬"与"小口咬"

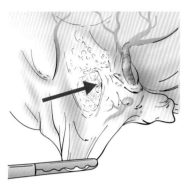 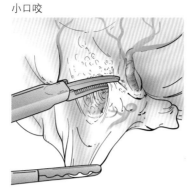 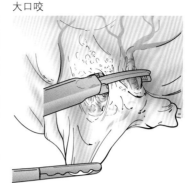

小口咬　　　　　　　　　　　　大口咬

"树干"发出，进入胃壁。首先将这些分支全部处理后，则可到达"树干"的后方，即"背面空间"。这样就可在无血状态下"贯通后离断"。换言之，"制作背面空间"是"贯通后离断"的前处置。如前所述，如可长距离制作背面空间，则可行"大口咬"离断，如背面空间不足，则采用"小口咬"离断（图5）。

"制作背面空间"，不仅有助于预防出血，对防止脏器损伤也是有意义的。通过"制作背面空间"可以知道，有时可见到隐藏在脂肪内的微微凸起的胰腺等组织，如从表面将膜与脂肪及深部组织一并离断，就可能切开胰腺的凸起。

另外，通过"制作背面空间"及"贯通后离断"也可极大减少淋巴漏。可以想象，不仅离断了血管，细小的淋巴管也同样被凝闭了。

3 "制作背面空间"的要点

"制作背面空间"的要点是，不要在一处"挖掘隧道"，而是大范围地制作背面空间。在确保操作面的基础上制作背面空间，以进入血管背侧及胰腺等组织的背侧。

贯通的方向、深度、长度

在制作背面空间时，一旦分离钳或超声刀可以贯通了，则需要回答"用什么方式贯通？""深度贯通是什么？"等问题。决定在何处贯通的标志是，粗大的血管、沿血管走行的神经、胰腺上缘、胃壁组织的边缘部位等，根据这些标志的走行方向决定贯通的方向。默念"血管、神经、胰腺上缘"，决定贯通方向。另外，至于贯通的深度，最理想的是如同"捞起"一层膜，但还是得由如前所述的"制作背面空间"决定。如实在无法制作背面空间，有时也会根据血管及其伴行神经来决定贯通方向。

离断

虽然一直以来都有人说"分离与离断很重要"，但如将"背面空间的制作""贯通"归为分离操作,那么离断就很容易了。离断是超声刀在发挥止血能力。笔者多采用"快挡",如贯通后再离断,则快挡也可充分止血。开腹手术中,采用电刀的电切模式也多可很好地离断。

小结

对于外科医师来说,出血少、无并发症的手术最理想,也是永远的梦想。一方面,随着器械的开发应用,这一理想已无限接近。无论在哪种情况下均恪守前人所说的"制作背面空间""贯通后离断"的基本原则,则可实现几乎无出血的手术。另外,对于癌症手术,从减少淋巴漏的角度来说,这样的手术也是最理想的。

能量器械的使用方法

井田　智

能量器械的安全使用

在理解器械各自特点的基础上使用是关键。

超声波凝固切开装置（超声刀）

1　留意热损伤

①工作面的方向

避免将工作面朝向胰腺等重要脏器，应将超声刀的工作面朝远离需保留脏器的方向旋转（图1）。空洞效应主要出现在头端方向，如工作面的头端靠近脏器，则将超声刀轻轻回拉，保证与脏器之间有一定的距离（图2）。

②激活的次数

超声刀头端温度的上升与激活的次数有关。因此，要适当控制激活的次数。如数次激发后仍无法离断，则停止激发，改为小口咬持组织后就可有效离断。

对于结缔组织菲薄的膜状结构，超声刀可很快离断组织。此时，小口咬持更容易离断。另外，将工作面向垫片面轻压，组织也较易离断。

图1　切开组织时，工作面向远离
血管方向旋转

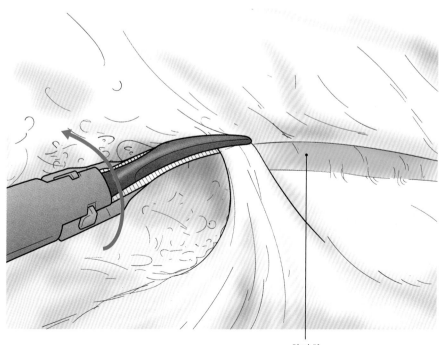

脾动脉

● **图2** 切开组织时，能量器械的头端远离血管

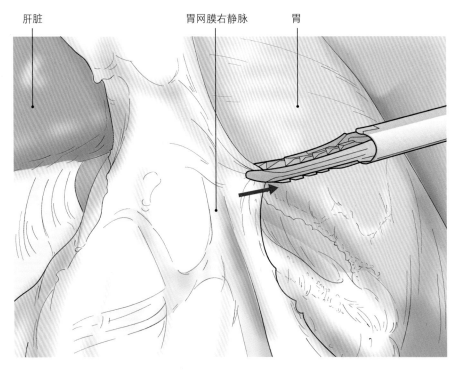

肝脏　　　　　　　　胃网膜右静脉　　　胃

2 确认透明性

　　在能量器械插入组织并离断组织时，重要的是时常确认透过组织看到垫片面，以防止损伤需保留的血管或横结肠等脏器（图3）。

要 点

　　为将器械安全插入组织、确认组织透明性，最重要的是保持适当的张力，时时注意左手的牵拉。

● **图3** 透过膜可见能量器械

胆囊　　　　　　肝脏　　　　　　　　　胃

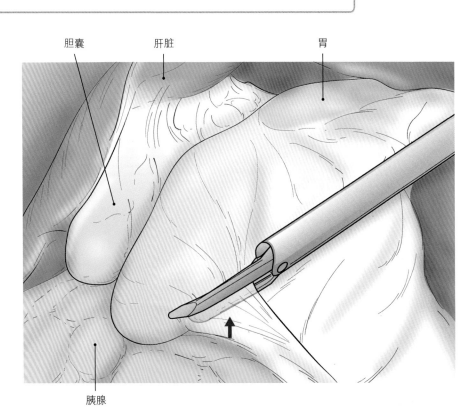

胰腺

3 将超声刀当分离钳使用

超声刀的刀头可当分离钳使用。在与其垂直的血管周围使用效率很高，沿血管周围的神经或结缔组织的纤维方向，反复轻轻上下滑动，则血管容易剥离。绝对不可将刀头插入过深（图4）。将超声刀刀头呈闭合状态插入疏松组织间隙，如试探性地上下移动，则可确保背面空间安全（图5）。

图4　能量器械沿神经进行剥离

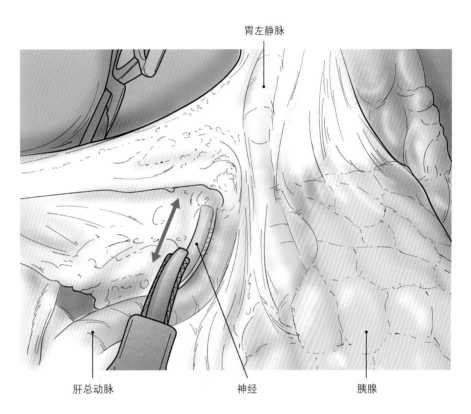

胃左静脉

肝总动脉　　　神经　　　胰腺

图5　能量器械头端操作，确保背面空间安全

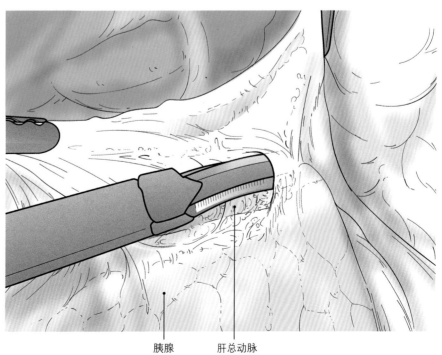

胰腺　　肝总动脉

9

要点

如剥离操作时感觉有阻力，则考虑有隐藏的小血管，不应勉强操作。

血管闭合系统（Ligasure）

剥离先行及充分的组织压挫

由于组织的压挫（夹闭）很重要，故将拟离断的血管或结构的周围充分游离，在经游离形成的空间插入血管闭合系统，适当夹闭组织。如不加剥离即使用血管闭合系统，可能导致脾动脉、横结肠等重要脏器损伤（图6）。

 要点

血管闭合系统的优点是仅对抓持的局部通电，对周围脏器的电损伤风险小。但在血液或渗出液较多的部位使用时，可能对周围组织产生热传导，应予以规避。另外，尽量使刀头远离重要脏器，避免热损伤。

图6　不剥离血管表面的膜状结构，可能会夹住血管，导致误损伤

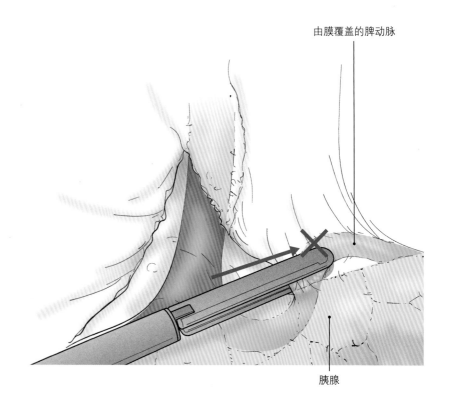

由膜覆盖的脾动脉

胰腺

非触碰式胰腺视野展开

腹腔镜的选择

为安全进行胃癌手术中最关键的胰腺上缘淋巴结清扫，除前述避免热损伤的器械使用技巧外，胰腺上缘的视野展开也非常重要。

腹腔镜下胃切除术中，斜视硬质腹腔镜或软质腹腔镜是必须有的，笔者的做法是事先准备不同角度的斜视硬质腹腔镜，在不同的手术场合下进行更换。

图7a显示的是30°斜视硬质镜所见的胰腺上缘区域，图7b显示的是45°斜视硬质镜所见的胰腺上缘区域，可见45°斜视硬质镜在不采用纱布等压迫胰腺的情况下，也可从上俯视胰腺上缘，以获得良好的视野。软质镜也可从上往下观察获得视野，无疑对操作很有帮助。

> **要点**
>
> 仅仅改变硬质镜的斜视角度，术野的观察就有很大不同。

图7 斜视硬质镜

a
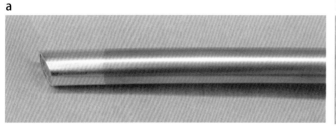

30°斜视硬质镜所见的胰腺上缘视野

b
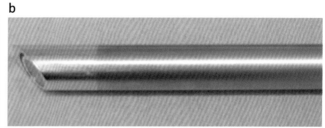

45°斜视硬质镜所见的胰腺上缘视野

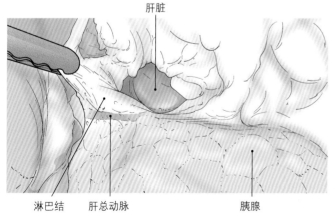

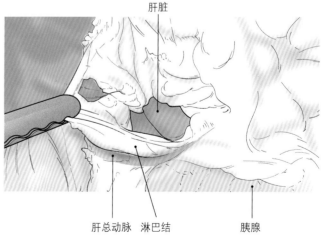

总论

能量器械的使用方法

11

2 胰腺下缘组织的牵拉

　　胰腺上缘的视野展开，以前是采用海绵、纱布等压迫胰腺，但现已明确胰腺压迫可导致胰漏的发生。因此，笔者的做法是避免压迫胰腺，通过牵拉胰腺下缘的脂肪组织来展开胰腺上缘的视野（图8）。另外，在清扫肝总动脉及脾动脉周围淋巴结时，通过助手牵拉血管前面的神经来完成胰腺上缘的淋巴结清扫。

 要 点

胰腺下缘脂肪组织的牵拉，不是向背侧推压，而是向助手钳子侧平行牵拉，这样更易获得胰腺上缘的良好视野。

图8 牵拉胰腺下缘脂肪组织，确保胰腺上缘视野

肝脏　　　　　　　　　　　　　　　　　　　胃

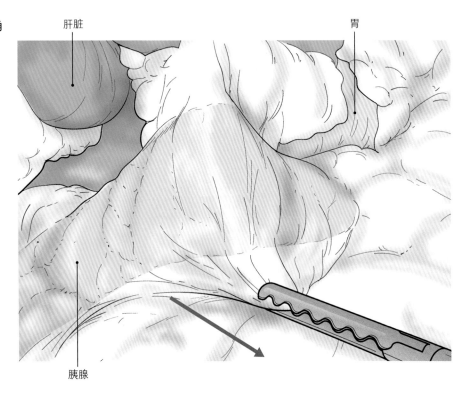

胰腺

术前标记

山本　頼正，堀内　裕介，大前　雅实，平澤　俊明，
由雄　敏之，石山　晃世志，藤崎　順子

腹腔镜下胃切除术的最大优势在于微创，作为胃癌治疗手段，如手术损害了根治性就是本末倒置了，因此，对于病变范围，术前的正确诊断是必需的。

在癌研有明病院（简称"癌研"），术前的内镜检查由消化内镜医师进行，并且高度重视术前标记，以便外科医师术前正确把握病变范围、选择最佳手术方式、确切进行手术。

为进行恰当的术前标记，首先最重要的是正确诊断病变范围。癌研对于所有病例均采用窄光谱成像（Narrow Band Imaging，NBI）放大内镜进行病变范围的诊断。距离病灶5~10cm处进行活检，组织学上确认肿瘤学阴性后，改日在同一部位用夹子标记。

标记所用夹子为标准长度，爪子成90°，每处放置2个。

关于点墨法，因即使术前标记夹子脱落，通过点墨部位也可确认，故癌研一直联合采用点墨法。但最近，多在临近手术时进行术前标记，故省去了点墨法。如采用点墨法，则每处局部注射0.1~0.2mm。

如局部注射量太多，则导致黏膜下层扩散。另外，如局部注射过深，则墨汁漏出胃壁外，手术时影响视野，因此在黏膜下层少量确切注射即可。

在癌研，多在入院后手术前1~2天进行标记，有时也在入院前的门诊时进行标记。如标记后距离手术时间过长，可能出现夹子脱落的情况，故术前1周左右比较合适。

对于2cm以下的小病灶，病灶口侧或肛侧标记1处即可，但对于2cm以上的病灶，为便于外科医师确切识别切除线，最好标记2处以上。

标记完成后，为便于了解病变，标记与贲门的位置关系，务必拍摄远景照片。不仅需要拍摄倒镜照片，为便于外科医师对标记位置有直观感受，还应顺方向从上拍摄小弯侧照片，从下拍摄大弯侧照片。

口侧夹子到胃食管接合部（EGJ）的距离关系到术式的选择，务必在内镜检查时测量距离，并在报告中加以记录。为准确测量距离，多采用测量钳（3cm）。

另外，标记后进行胃透视检查，可更客观地把握标记与病变的位置关系，为术式选择提供有用的信息。

图1所示为远端胃切除术前标记的病例。标记与胃食管接合部的距离较短，只有3cm，因此正确的术前标记很有必要。

最近，癌研有明病院胃外科对于胃上部早期胃癌也尽量保留贲门，行腹腔镜下高位的远端胃切除术。对于这类患者，需保留小弯侧，故不是采用夹子标记，而是按照内镜下黏膜下层剥离术的要领，在病变口侧进行烧灼标记（图2）。通过术中确认这一标记，将切除限制在最小范围内。

图1　远端胃切除术前标记的病例

a：胃体上部小弯侧可见Ⅱc型胃癌（55mm×34mm，tub1，pT2）。

b：白光内镜下口侧边界不清晰。　　　　　c：联合NBI放大内镜，口侧边界清晰可辨。

d：以测量钳测量病灶最靠近口侧处至EGJ的距离为3cm。　　e：在NBI下识别的口侧边界5mm处上夹子。

f：病变口侧的前后壁也上夹子（倒镜照片）。　　g：标记后的口侧观察照片。

h：标记后的胃透视照片。

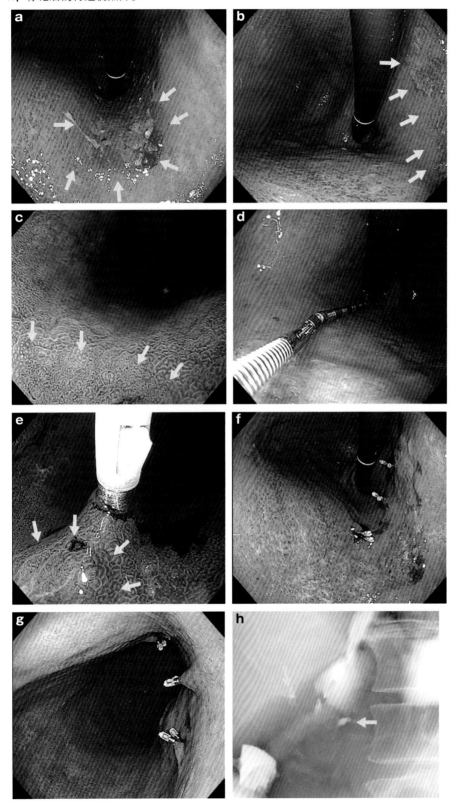

14

● **图2　远端胃切除术前烧灼标记的病例**

胃上部小弯侧至贲门的大范围病灶。口侧呈Ⅱc型进展，距EGJ约1.5cm。通过NBI放大胃镜，于距离病变5mm处进行烧灼标记（80mm×80mm，por，pT3）。

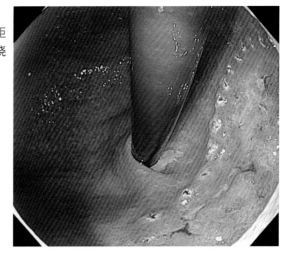

● **图3　远端胃切除术中追加烧灼标记的病例**

a：胃体上部小弯至前壁可见Ⅱc型早期胃癌，病变口侧的小弯、前壁已进行点墨及上夹子标记（70mm×48mm，por，pT2）。

b：沿胃的短轴方向的长病灶，术中在病变界线的口侧进行烧灼标记。

c：闭合器夹闭切除线，离断前的内镜照片。确认夹子、烧灼标记均位于胃的切除侧。

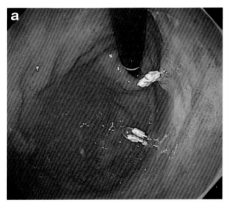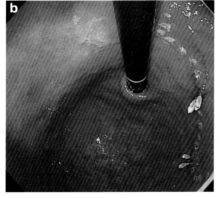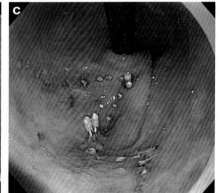

　　另外，虽然起初于病变口侧用夹子进行了2处标记，但沿胃的短轴方向的病变较长，为了正确认识病变的口侧并彻底切除，术中追加烧灼标记后再进行切除（图3）。

　　对于病变靠近胃食管接合部的病例，选择腹腔镜下近端胃切除术。此时，采用同样的方法对病变的肛侧进行标记（图4）。如考虑近端胃切除术，为判断保留多少远侧的残胃，内镜照片不可靠，必须在上夹子标记后进行胃透视，以选择术式。

　　另外，对于较小的中段（M区域）早期胃癌，一般选择保留幽门的胃切除术，因此，对于这类病变，在其口侧与肛侧分别进行2处阴性活检。日后再按上述方法在相同部位进行标记，则可实现更加微创的手术（图5）。

　　以上介绍了癌研有明病院的腹腔镜下胃切除术的术前标记，癌研并非一开始就采用以上方法，而是外科医师与内镜医师在对各种病例进行讨论后逐步确立的模式。

　　现在，我们也是对每个病例进行确认与适当的标记，为达到微创治疗的共同目的，外科医师与内镜医师进行充分的沟通最为重要。

图4 近端胃切除术前标记的病例

a：胃上部小弯至贲门可见0-Ⅱc型早期胃癌（70mm×65mm，tub2，pT1b）。

b：病变肛侧3点（小弯、偏前壁、偏后壁）活检阴性处用点墨及2个夹子标记（倒镜照片）。

c：夹子标记后的胃透视照片。

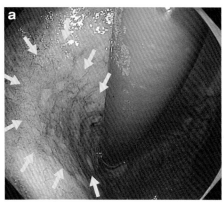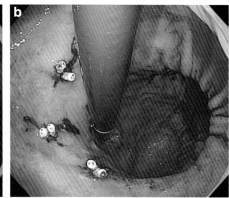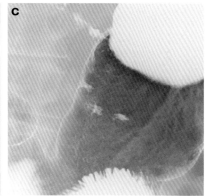

图5 远端胃切除术前标记的病例

a：胃体中部小弯侧可见0-Ⅱc型早期胃癌［44mm×25mm，sig，pT1a，Uls（+）］。

b：病变口侧、肛侧两点活检阴性处用点墨及2个夹子标记（倒镜照片）。

c：从口侧观察的照片。

d：夹子标记后的胃透视照片。

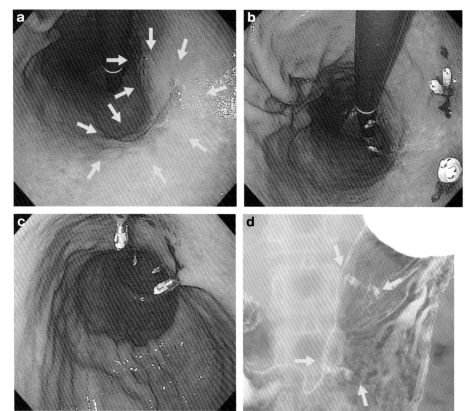

肥胖病例的应对

熊谷　厚志

随着腹腔镜下胃切除术的定型化，其适应证逐步扩大。但对于肥胖患者，手术时间延长，术中、术后并发症也较多。本章介绍对肥胖患者安全进行腹腔镜下胃切除术的要点。

1　体位

肥胖患者腹腔内或腹膜后脂肪多，往往将胰腺、横结肠挤向头侧。挤向头侧的横结肠，在整个手术中均对良好术野的形成造成干扰。采用头高位，横结肠可向尾侧下垂。尤其是对于肥胖患者，只要将横结肠及其所附着的大网膜向尾侧少许下移，对于术野展开就很有帮助。采用负压固定器具（Magicbed）固定患者至适当头高位，有助于保证肥胖患者手术的术野。

2　器械

为获得良好的术野，助手两手与术者左手3把钳子的适当配合无疑很重要，但对于肥胖患者，有时3把钳子还不够。是否能够理解各种器械的特点并加以有效利用，关系到肥胖患者手术的成功与否。

a）Organ retractor®（器官拉钩）

腹腔镜下胃切除术中，必须将肝脏向头侧推开。笔者采用Cinch器官拉钩系统（Cinch organ retractor system®）的带钩硅胶带上重复使用的无创夹（Reusable atraumatic clip），夹住小网膜的肝脏附着处，将钩子挂在腹壁上，进行挡肝操作（图1）。器官拉钩不仅可用于挡肝，还可用于各种场合的术野展开。腹腔镜下胃切除术中，在进行胰腺上缘淋巴结清扫时，术野展开的基本方法是助手的一把钳子抓持、上提胃左动静脉血管蒂，另一把钳子将胰腺向尾侧牵拉。最近，我们采用带线的器官拉钩抓持胃左动静的血管蒂，通过体外牵拉上提血管蒂（图2）。这样，助手的两把钳子就可从容控制胰腺。

b）45°斜视镜

对于肥胖患者，在清扫胰腺上缘淋巴结时，需要跨越胰腺到达腹腔动脉表面。此时，助手如为获得良好的术野，将胰腺向尾侧用力牵拉，则可增加术后胰腺相关并发症发生率。一般经脐插入30°斜视硬质镜，但如改为45°斜视硬质镜，则可获得从上往下的视野，不必勉强牵拉胰腺，即可进行腹腔动脉周围的淋巴结清扫。另外，为跨越胰腺从上观察胰腺上缘，软质腹腔镜（Flexilescop）也是有用的工具。

c）Endoractor®（压缩海绵）

肥胖患者与标准体型的患者相比，容易出现术野渗出液潴留，Endoractor®（川本产业）可吸收渗出液，保持术野干燥。

● 图1　采用Cinch器官拉钩系统与带钩硅胶带挡肝

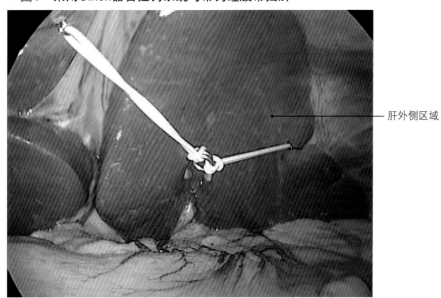

　　　　　　　　　　　　　　　　　　　　　　　　　　　—— 肝外侧区域

● 图2　带线的器官拉钩将胃左动静抓持、上提

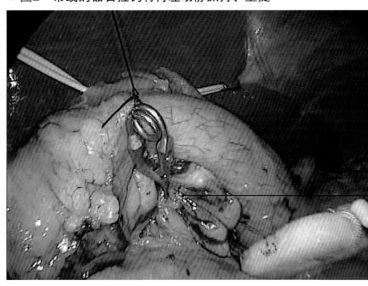

　　　　　　　　　　　　　　　　　　　　　　　　　　　—— 胃左动脉

d）"定心纱布"及"春卷纱布"

肥胖患者大、小网膜容积大，妨碍术野展开。在胃左动静脉血管蒂的右侧，放置小纱布（称为"定心纱布"），可防止小网膜翻出来（图3）；在胃体上部与胰腺之间放置卷起来的正常大小的纱布（称为"春卷纱布"）。该纱布可吸收术野的渗出液，并可确保操作空间（图4）。

e）柔凝

肥胖患者往往容易发生脂肪组织的细小出血。笔者采用奥林巴斯的吸引器（Hi-Q suction®）接电极，行柔凝止血。这样，可在吸引的同时对出血点确切止血。

● **图3** "定心纱布"

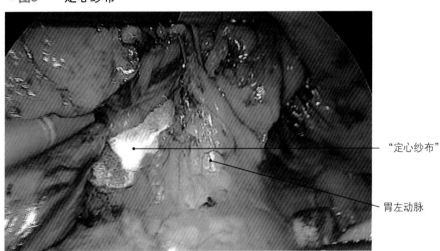

— "定心纱布"

— 胃左动脉

● **图4** "春卷纱布"

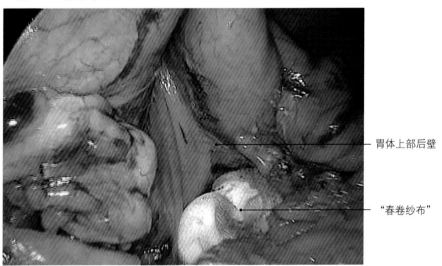

— 胃体上部后壁

— "春卷纱布"

3 助手的术野展开

a）大视野展开

手术的基本操作是，助手通过大术野展开，为手术提供"操作场"，术者通过微细操作将局部展开。对于肥胖患者，行腹腔镜下胃切除术时，如靠近操作部位抓持组织并向背侧压迫，则周围的脂肪组织向腹侧隆起，往往妨碍术野展开。对于特别肥胖的患者，进行大术野展开时，记得尽量远离操作部位抓持组织。

b）抓持腹膜覆盖的组织

肥胖患者组织脆，抓持、牵拉容易导致组织碎裂出血。抓持组织时，如果抓持有光泽的腹膜覆盖之处，即使牵拉时组织也不易碎裂，并且容易维持组织的适当张力。

4 术者的手技

a）避免无意中的摩擦

由于肥胖患者难以寻找正确的游离线，往往不自觉地进行钝性分离。如层面正确，钝性游离也是有效的方法，可进行无血游离，但如在剥离线不明的情况下进行不自觉的组织摩擦操作，就会导致不必要的出血。如找不到剥离线，则往往是由于组织张力不够，应首先进行调整。

b）分离粘连

肥胖患者，即使没有既往手术史，大网膜也往往与腹壁、胆囊、肝下缘等部位粘连。如不加以分离，则往往影响操作，故应在手术一开始就不厌其烦地进行一定程度的分离。

c）攻击-开溜技术（Hit and away technique）

既然能量器械很先进，为什么在抓持组织进行凝固切断时还是会出血呢？多数情况下是由于能量器械夹闭血管不确切。肥胖患者脂肪中的细小血管难以辨认，能量器械将包括血管在内的脂肪组织夹闭、激发时，脂肪组织较血管更快蒸发。基于这个时间差，笔者设计了所谓的"攻击-开溜技术"（Hit and away technique）。举例说明，在采用超声刀时，夹闭组织进行3次左右的激发后停止，反复几次，则脂肪组织蒸发、血管显露。确认血管走行后，确切夹住血管进行激发，则可避免出血。

以上介绍了对肥胖患者安全进行腹腔镜下胃切除术的要点。对于肥胖患者，并无特别的手术方法，重要的还是忠实地确切进行定型化的手术。

▶参考文献

[1] Irino T, Hiki N, Ohashi M, et al: The Hit and Away technique: optimal usage of the ultrasonic scalpel in laparoscopic gastrectomy. Surg Endosc 2016; 30: 245-250.

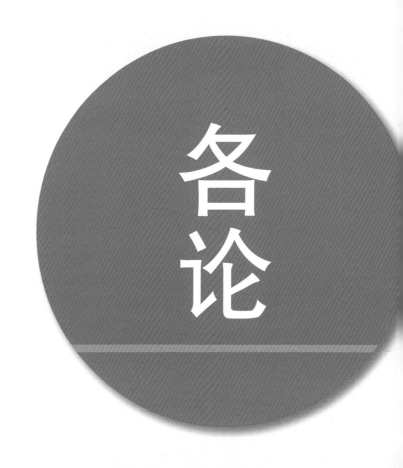

各论

1. 淋巴结清扫

第1节　早期胃癌
腹腔镜下远端胃切除术（LDG）
——以幽门下区域与胰腺上缘淋巴结清扫为中心

市川　大辅

体位与穿刺孔分布

　　体位采用分腿仰卧位，左右侧板并非必需。于脐部以开放法置入观察孔穿刺器，观察腹腔。然后，左右两侧腹部分别放置2个穿刺器。上腹部的穿刺器位于肋弓下约2cm处，侧腹部的穿刺孔位于上腹部穿刺孔偏内侧、脐孔稍偏头侧处。左右两侧的右手操作孔均设为12mm，以便术者纱布自由进出。但如采用Delta吻合进行Billroth–Ⅰ重建，则将患者左侧的侧腹部穿刺孔设为12mm。另外，如利用钳子挡肝，则于剑突下增加一个5mm穿刺器。

要点

1. 对于内脏脂肪过多的病例，有时可采用抬高10°的头高位。在清扫脾脏下极附近时，如视野不佳，可行左侧抬高。
2. 对于胰腺上缘位于腹腔动脉起始部头侧的病例或内脏脂肪多的病例，将右侧腹部的穿刺孔位置稍向头侧挪移。
3. 清扫胰腺上缘时，如右手所持能量器械操作不便，必须长时间压迫胰腺，则在右上腹增加一个穿刺孔。

LADG，LDG（Roux-en-Y法）

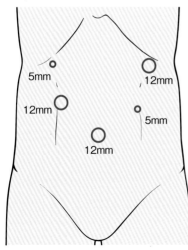

LDG（三角吻合法）

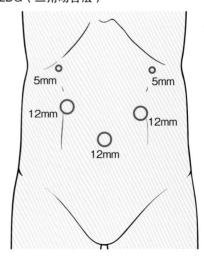

1 进入网膜囊的入路及大弯侧淋巴结清扫

助手双手钳子分左右2处将网膜动静脉血管弓展开，确认旁开血管弓的距离，进入网膜囊。进入网膜囊后，向患者右侧切开大网膜，保证距离网膜血管弓3cm以上。

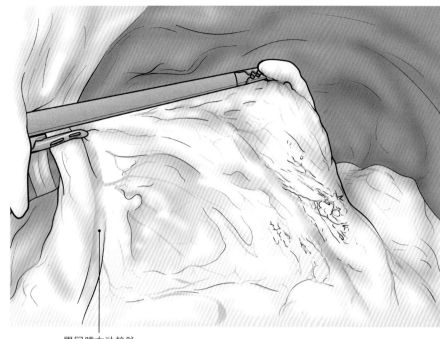

胃网膜右动静脉

要点

1. 从正中或左侧较易进入网膜囊，即使是内脏脂肪多的患者，通过仔细观察，往往也可辨认进入网膜囊的小间隙。
2. 通过助手2把钳子与术者左手钳子的抓持，形成立体的术野极为重要。助手应有意识地向腹侧上提，在行右侧大网膜切开时，应向患者左侧牵拉。
3. 对于脂肪多的患者，辨认大网膜右侧的网膜血管支，并先行离断，可防止行进方向的误认。然后，朝胆囊颈部方向进行切开。

2 右侧胃结肠韧带的切开

助手左手钳子抓持血管蒂，向腹侧、左侧牵拉，助手右手钳子将胃结肠韧带向右侧、尾侧展开。大网膜与结肠系膜及胃侧需清扫的脂肪之间的生理性粘连部分即可辨认。避开胃网膜右动静脉，向右侧切开腹侧的膜性结构。

要点

1. 对于早期胃癌，注意不要过多切除大网膜，以防止随后的清扫操作中脂肪造成妨碍。
2. 即使是内脏脂肪过多的患者，只要仔细观察，仍可见到大网膜背侧的疏松结缔组织，向外侧进行钝性游离，则可确认背侧的十二指肠。

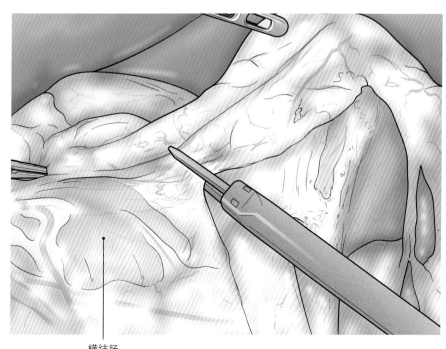

横结肠

3 结肠解离 (take down)

将结肠系膜自胰头附着处剥离。术者左手钳子展开术野,根据脂肪颜色的差异,选择幽门下区域需清扫的脂肪组织与结肠系膜之间的间隙,向右侧分离。在正确的层面内进行分离,则可辨认由稍带光泽的薄膜覆盖的胰头部胰腺组织与胰腺前面的脂肪组织层。

要点

1. 在正确的层面内,结肠侧也有一层膜覆盖,如副右结肠静脉显露出来,则可能层面偏深了。

2. 向右侧分离超过十二指肠前面,则在清扫幽门下区域时,因解除了扭转状态,可在正确理解解剖学的基础上进行清扫。

3. 沿该分离层面向右侧拓展,则到达胃结肠静脉干。如首先游离根部附近,则在结肠解离 (take down) 时,助手的牵拉可能导致意想不到的出血,故根部附近的游离应最后进行。

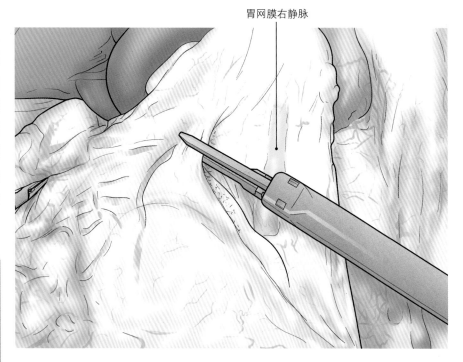

胃网膜右静脉

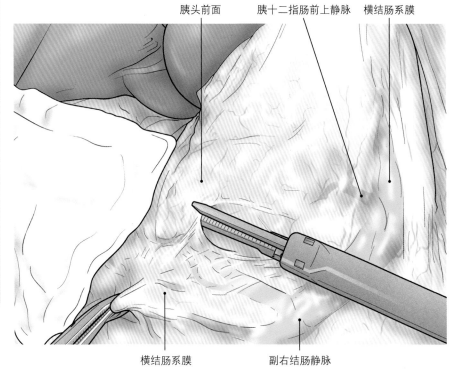

胰头前面　　胰十二指肠前上静脉　　横结肠系膜

横结肠系膜　　　　　副右结肠静脉

4　胃十二指肠动脉与胰腺下缘的确认

助手左手钳子上提胃窦后，在胰腺前面游离至十二指肠球部背侧，确认胃十二指肠的走行，作为清扫方向的标志。然后，看清胰腺下缘，将其前面的被膜切开。

要点

1. 切开胰腺下缘的被膜，向头侧、右侧剥离，则可减少被上提的胰腺凸起的损伤风险。
2. 在切开胃网膜右静脉左侧的组织时，如使用超声刀，则尽量将垫片面朝向胰腺，注意避免损伤胰腺。

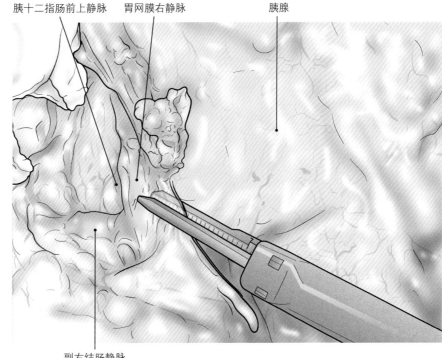

胰十二指肠前上静脉　胃网膜右静脉　胰腺

副右结肠静脉

5　胃网膜右静脉的离断

助手左手钳子将胃网膜右动静脉的血管蒂上提，确认胰腺前面胰十二指肠前上静脉的走行，游离该静脉汇入胃网膜右静脉处的右侧，上夹子后予以离断，作为No.6淋巴结清扫的下界。

要点

1. 在游离胃网膜右静脉时，剥离血管背侧附近应注意来自胰腺的汇入血管。
2. 如见不到胰十二指肠前上静脉，则在距离胃结肠静脉干1cm左右的末梢侧朝10点10分方向离断。
3. 上夹子夹闭静脉时，助手左手钳子的牵拉适当放松，避免张力过大。

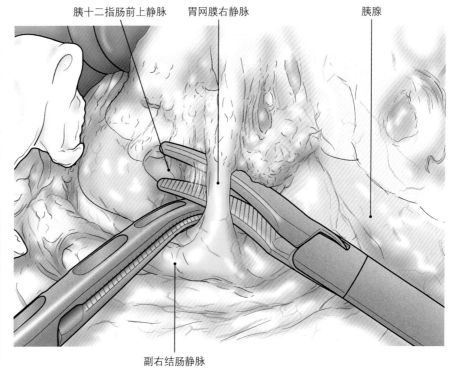

胰十二指肠前上静脉　胃网膜右静脉　胰腺

副右结肠静脉

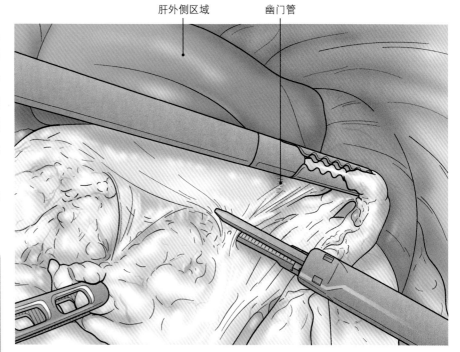

肝外侧区域　　　　幽门管

6 胰腺前面的清扫

如事先从腹侧向十二指肠大弯侧方向，即沿所谓的C形（Cloop）切开腹膜，则需清扫的脂肪组织活动度增加，清扫就相对容易。然后，将胃网膜右静脉离断面背侧的层面与右侧打通，清扫胰腺前方脂肪组织区域内的淋巴结。

要点

1. 沿C形切开腹膜时，要点在于助手左手钳子抓持胃窦前壁，向左侧、尾侧牵拉，使之与术者的能量器械的角度相适应。

2. 离断胃网膜右静脉后，保持在其背侧的层面内进行胰腺前方的游离，如采用超声刀，则将超声刀的垫片面朝向胰腺侧，避免损伤胰腺。

3. 游离胰腺前面时，可见胰十二指肠前上静脉，清扫时应保持在该血管腹侧（前方）的层面内进行。

7 胃网膜右动脉的离断

助手左手钳子上提胃网膜右动静脉血管蒂,右手钳子将清扫的脂肪组织向腹侧上提、展开,沿胰腺前方的游离层面向头侧、腹侧推进。到达胃网膜右动脉根部以后,有意识地离断血管周围的神经,血管蒂的拉伸、夹闭、离断就很容易。

要点

1. 游离胃网膜右动脉周围时,助手左手钳子应根据游离部位的变化,随机应变,向左右、腹侧、头侧调整牵拉方向。

2. 游离胃网膜右动脉背侧时,应注意幽门下动静脉的走行。幽门下动脉多发自胰十二指肠前上动脉,这种情况下,幽门下动脉走行于胃网膜右动脉背侧。由于先出现幽门下静脉,故在背侧游离时须引起注意。沿胃网膜右动脉的血管壁进行全周性游离,可避免出血。

3. 幽门下动脉有时发自胃十二指肠动脉,自容易离断的血管开始依次夹闭、离断。

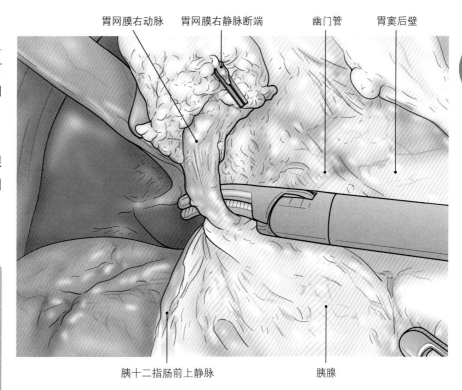

胃网膜右动脉　　胃网膜右静脉断端　　　　幽门管　　　胃窦后壁

胰十二指肠前上静脉　　　　　　　　　胰腺

1. 淋巴结清扫　第 1 节　早期胃癌　腹腔镜下远端胃切除术(LDG)——以幽门下区域与胰腺上缘淋巴结清扫为中心

8 十二指肠球部血管的处理

处理十二指肠大弯侧的血管。将清扫的脂肪组织自胰腺前面剥离后，助手左手钳子上提胃网膜右动静脉血管蒂，右手钳子将清扫脂肪组织上提呈斗篷状展开，沿十二指肠逐步剥离脂肪组织。确认幽门管，清扫淋巴结至该处，同时切除十二指肠大弯侧的脂肪组织，完成No.6淋巴结的清扫。

要点

1. 离断幽门下动静脉后，从网膜囊侧确认十二指肠后壁大弯侧的肠壁，将胰腺前面竖立的组织用能量器械离断。如使用超声刀，则将垫片面朝向十二指肠侧，工作面避免朝向胰腺前面。

2. 要点是，通过调整术者左手牵拉胃窦后壁的方向，使之与能量器械方向相适应。

3. 对于脂肪较多的病例，首先确认胃网膜右动脉与幽门下动脉之间的无血管区域，从该处开始向十二指肠侧进行离断，可顺利进行操作。

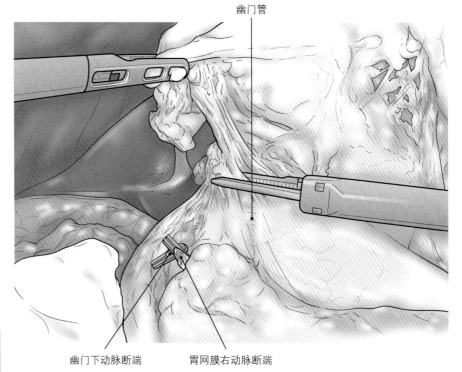

幽门管

幽门下动脉断端　胃网膜右动脉断端

9 幽门后部的剥离

从网膜囊内剥离胰腺上缘右侧前面的脂肪组织，确认肝总动脉前面神经前方的层面。经以上操作，幽门上部背侧的活动度就会提高，随后的操作就比较容易。

要点

1. 确认胃十二指肠动脉的走行，在动脉前面剥离，到达肝总动脉的分叉处。

2. 游离胃十二指肠动脉时，因其前方有时发出十二指肠上动脉，故游离其前方稍偏左侧的部分。

3. 离断胃右动静脉后，十二指肠球部活动度增加，用闭合器离断十二指肠球部，如内脏脂肪多，则分离十二指肠球部小弯侧，开窗后即离断十二指肠，将胃翻转以后，清扫操作较容易。

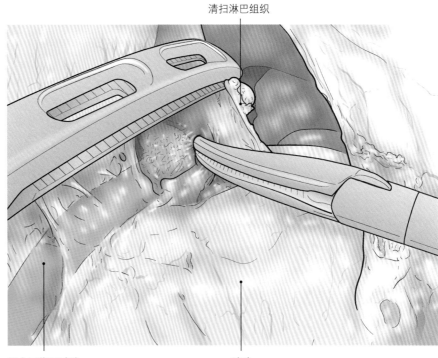

清扫淋巴组织

胃十二指肠动脉   胰腺

10 离断胃右动脉

助手右手钳子将幽门胃窦部向左侧、尾侧牵拉，左手钳子将胃右动静脉向头侧、腹侧牵拉，将十二指肠球部小弯侧展开。沿十二指肠壁处理幽门管下2cm左右的血管。打通与肝十二指肠韧带前面的切开之处，游离至胃右动静脉头侧。确认胃右动静脉，如动静脉分别走行，则分别处理；如伴行，则一定夹闭、离断。

> **要点**
>
> 1. 对于内脏脂肪多的病例，如首先从背侧向球部小弯侧进行游离，留置纱布，则十二指肠小弯侧的切开就比较容易。
>
> 2. 首先游离胃右动静脉周围，切开小网膜附着于肝脏处的右侧，成为组织切开方向的指引，整体活动度提高，操作较容易。
>
> 3. 胃右动脉根部背侧结缔组织疏松，从此处进行血管周围的游离比较容易。另外，如经该区域进入肝总动脉的神经外膜层面，则随后的清扫操作更容易。

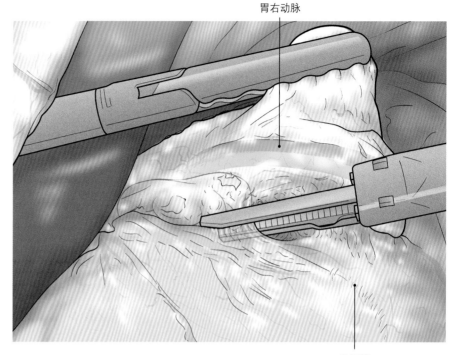

胃右动脉

幽门管

（十二指肠离断后）

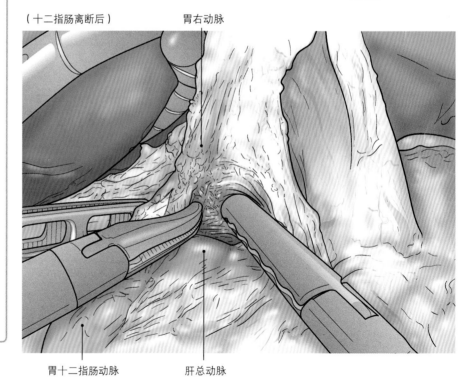

胃右动脉

胃十二指肠动脉

肝总动脉

11 切开胰腺上缘被膜

术者从患者左侧移至右侧。清扫完胃网膜左动静脉根部后，清扫胰腺上缘。为便于辨认清扫的部位，在离断十二指肠后，将胃翻转，助手右手钳子将胃胰皱襞垂直向腹侧上提。在清扫胰腺上缘前，切开前面覆盖的被膜，向左侧切开。

要点

1. D1+清扫不需要清扫No.11p淋巴结，但为了增加胃胰皱襞的活动度，便于操作，行被膜切开时，要跨越正中，一直到脾动脉前面。

2. 清扫胰腺上缘前，切开小网膜直至食管左侧。接着切开右侧膈肌脚前面的腹膜，并继续向左侧的膈肌脚前面游离，随后的胰腺上缘淋巴结清扫就很容易。

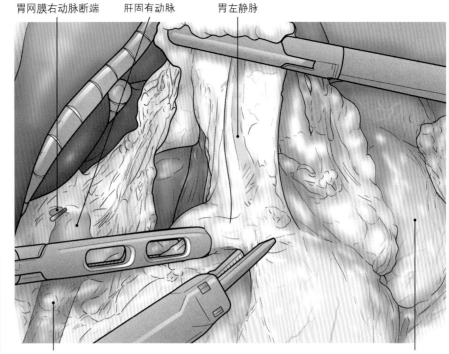

胃网膜右动脉断端　　肝固有动脉　　胃左静脉

胃十二指肠动脉　　　　　　　　　　　　　　翻转的胃

12 肝总动脉周围淋巴结清扫

在胃十二指肠动脉分叉处或胃右动脉分叉处附近，进入血管周围神经外侧层面，沿该层面向右侧连通。助手右手钳子抓持覆盖淋巴结的被膜，向腹侧上提、展开。术者左手钳子与助手右手钳子一样，抓持淋巴结的被膜或肝总动脉周围的神经等结缔组织，展开分离层面。

1. 在肝总动脉右侧，多可见到从No.8a淋巴结流出的2支静脉。在左侧，于较浅的部位进入胰腺上缘，而右侧位置稍深，于胃十二指肠动脉分叉处附近汇入胰腺上缘。即使出血，也多可通过压迫止血，但为了便于识别合适的游离层面，还是应该确切止血。

2. D1+淋巴结清扫时，为了避免发生胰漏，尽量避免压迫胰腺。通过推压胰腺下缘或牵拉胰腺下缘的脂肪组织，多可确保清扫视野。对于内脏脂肪多的病例或因血管与胰腺的解剖位置关系需要压迫胰腺的病例，也应通过纱布进行短时间的轻柔压迫。

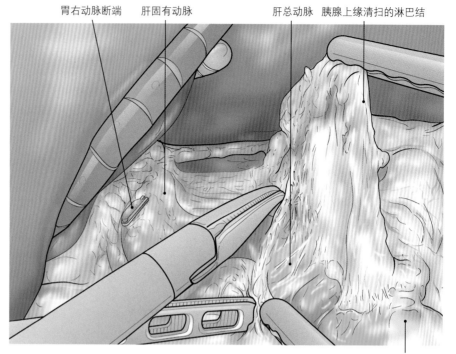

胃右动脉断端　肝固有动脉　　　　　肝总动脉　胰腺上缘清扫的淋巴结

胃左静脉

13 胃胰皱襞内游离

助手右手钳子上提胃胰皱襞，术者左手钳子抓持并展开胰腺上缘的脂肪组织，朝左侧方向逐步切开。如见到胃左静脉，则上夹子后离断。如明确了腹腔动脉发出的肝总动脉与脾动脉的走行，则寻找腹腔动脉左侧的间隙，向头侧进行充分游离。

 要点

1. 如因ESD等原因，周围存在粘连，则首先分离粘连，回到生理状态后再抓持、上提胃胰皱襞。
2. D1+淋巴结清扫不需要清扫No.11p淋巴结，但为了确切清扫No.9淋巴结的左侧部分，近侧脾动脉周围的淋巴结还是需要清扫的。
3. 通过术前CT影像，明确脾动脉及胃左静脉的走行极为重要。

肝总动脉　　　　　　胃左动脉左侧间隙　脾动脉

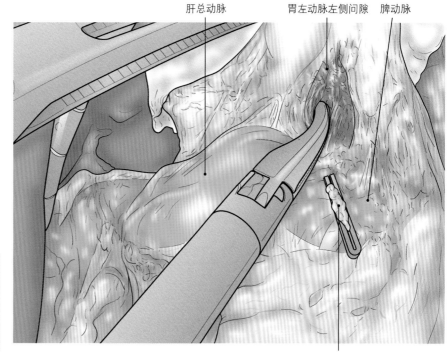

胃左静脉断端

1. 淋巴结清扫　第1节　早期胃癌　腹腔镜下远端胃切除术（LDG）——以幽门下区域与胰腺上缘淋巴结清扫为中心

14 离断胃左动脉及完成胰腺上缘淋巴结清扫

接着保持在肝总动脉周围的神经外层的层面内向内侧游离，寻找腹腔动脉右侧的间隙。通常与腹腔动脉左侧相比，右侧多可见到淋巴管及神经等纤维性组织。离断胃左动脉周围的神经等组织，显露动脉后，双重夹闭、离断。最后，游离膈肌脚前面，在左侧朝贲门下背侧的胃壁方向切开，在右侧将包含No.8a淋巴结的脂肪组织上提、离断，作为胰腺上缘淋巴结清扫的下界。

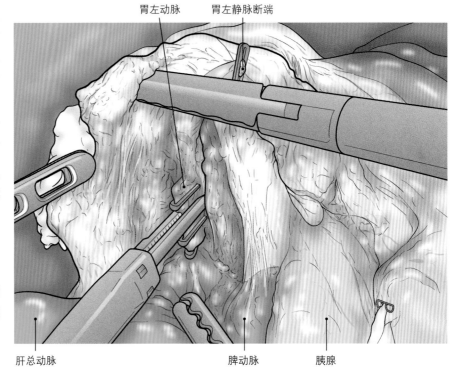

胃左动脉　　胃左静脉断端

肝总动脉　　　　　　　　脾动脉　　　胰腺

1. 进入胃左动脉周围的间隙时，不要直接分开动脉周围，而是首先寻找神经外膜以外的疏松间隙，然后再离断神经等支持组织。

2. 将胃胰皱襞左侧的脂肪组织向贲门下背侧方向切开，到达胃壁后，沿小弯侧将浆膜切开数厘米，随后的小弯侧淋巴结清扫就很容易。

3. 助手尽量减少对胰腺的压迫，通过抓持、牵拉胰腺下缘的脂肪或抓持肝总动脉周围的神经等方法，将肝总动脉头背侧走行的神经水平作为清扫的下界。

1. 淋巴结清扫
第1节 早期胃癌
保功能手术
a. 极小残胃（次全切除）

大橋　学

体位与穿刺孔分布

　　完成No.6淋巴结清扫后，术者换位至患者右侧，助手站在患者左侧。右下12mm穿刺器，用于插入闭合器进行胃的离断。右下穿刺孔位于右季肋部5mm穿刺孔与脐部穿刺孔的中点附近。

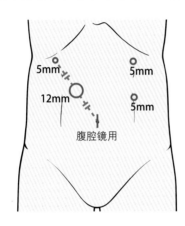

1 胃后动脉的确认

　　在淋巴结清扫方面，远端胃次全切除术与通常的手术唯一的不同是胰腺上缘左侧的清扫。原则上，该手术的适应证是临床早期胃癌，故无须彻底清扫No.11淋巴结。由于胃的离断位置高，胃后壁也需要清扫到较高的位置。

要点

1. 离断十二指肠，将胃上卷至左侧膈下。
2. 沿脾动脉向末梢侧清扫，左上的钳子将胃后壁上推，确认胃后动脉的走行。
3. 沿胃后动脉清扫，从其根部开始显露至动脉流入胃壁处。

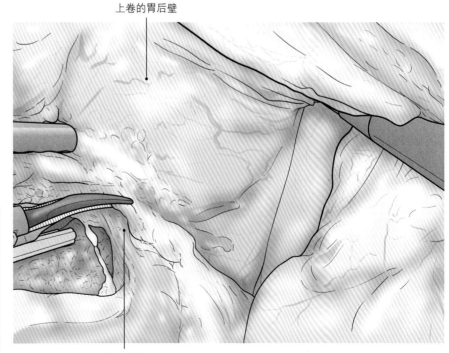

上卷的胃后壁

胃后动脉

2 胃后动脉内侧的清扫

明确了胃后动脉的走行后，在其与胃壁之间进行清扫。该部位即所谓的"摩西间隙"，辨认出该疏松结缔组织间隙后，清扫就会更加容易。

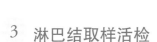

1. 左上的钳子推压胃后壁，左下钳子将脾动脉向尾侧牵拉，使脾动脉、胃后动脉直线化。
2. 进入"摩西间隙"，到达胃后壁，确定清扫的上界。
3. 根据肿瘤位置，将胃后动脉夹闭、离断。

3 淋巴结取样活检

胃后动脉根部附近往往可见淋巴结。如有必要，将该淋巴结取样，进行快速切片活检，评价有无转移。如有转移，则放弃远端胃切除，改行全胃切除。

要 点

胃后动脉周围淋巴结多见于胃后动脉根部与其远侧的脾动脉之间，左上钳子抓持、牵拉胃后动脉，将该淋巴结切除取样。

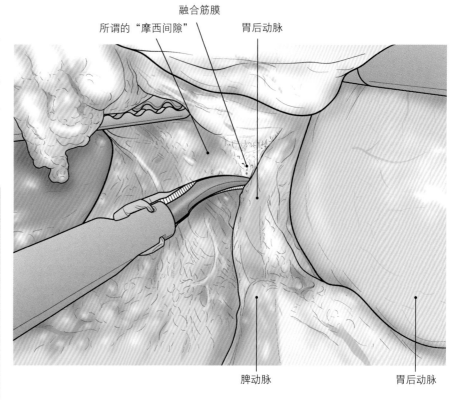

融合筋膜

所谓的"摩西间隙"   胃后动脉

脾动脉   胃后动脉

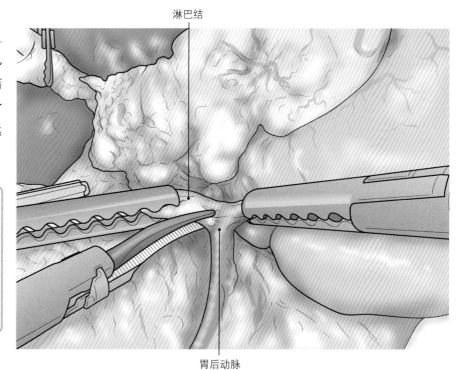

淋巴结

胃后动脉

4 小弯侧的清扫

　　远端胃次全切除术中，小弯侧进行最小限度的清扫即可，考虑到肿瘤位置，仅清扫有必要的部分。过度清扫是无效操作，在肿瘤学上存在问题。全部清扫结束后，在术中胃镜检查的同时，将胃离断。

> 要点
>
> 1. 保持胃上卷，左上钳子抓持小弯侧的脂肪组织，左下钳子抓持胃壁。如拟抓持的胃壁靠近肿瘤，则可通过纱布推压胃壁。
> 2. 术者右手钳子抓持小弯的脂肪，将小弯直线化，清扫后壁。此时，应意识到胰腺上缘清扫时确定的清扫上界，以该处为起点，向尾侧清扫。

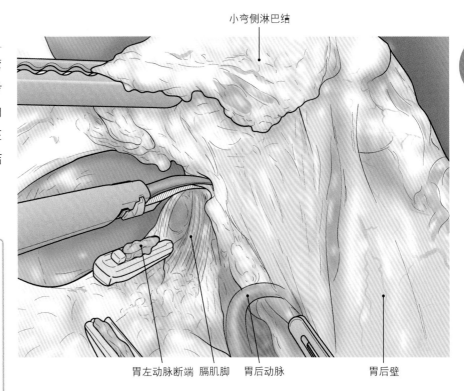

小弯侧淋巴结

胃左动脉断端　膈肌脚　胃后动脉　　　　胃后壁

1. 淋巴结清扫

第1节　早期胃癌
保功能手术

b. 腹腔镜下保留幽门的胃切除术（LPPG）

熊谷　厚志

保留幽门的胃切除术中，清扫No.6淋巴结需保留幽门下动静脉，又不损害根治性。

保留幽门的胃切除术的对象为胃中部的早期胃癌，因为No.6i的幽门下无淋巴结转移，故只清扫6a与6v的区域。

幽门下动脉可发自胃网膜右动脉、胰十二指肠前上动脉、胃十二指肠动脉。幽门下静脉可汇入胃网膜右静脉、胰十二指肠前上静脉。为安全显露幽门下动静脉，这些血管保持适度的牵拉张力非常重要。

体位与穿刺孔分布

开始手术时，术者立于患者左侧。左下穿刺器需插入闭合器进行重建，故采用12mm穿刺器，左上穿刺孔位于肋弓下，为便于体外打结缝线的进出，可考虑采用12mm穿刺器，也可采用5mm穿刺器。考虑到胰腺上缘清扫时的角度问题，右下穿刺孔位于右肋弓下5mm穿刺孔与脐部穿刺孔连线稍偏内侧处。

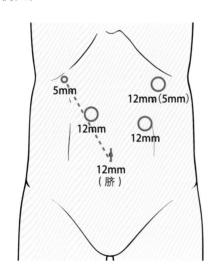

1 网膜囊的开放①

立于患者右侧的助手左手钳子抓持患者左侧的胃网膜右动静脉，助手右手钳子抓持右侧的胃网膜动静脉，两者相距5cm（通称"斗牛布"）。对于特别消瘦的患者，抓持胃网膜动静脉时，可能抓到背侧的横结肠系膜，应引起注意。

> **要点**
>
> 如抓持胃网膜动静脉发出的大网膜支，则无法制作出漂亮的"斗牛布"，故仅抓持胃网膜动静脉。

2 网膜囊的开放②

变换"斗牛布"的抓持位置，向患者右侧开放网膜囊，到达胃网膜右动静脉根部后，助手左手钳子抓持胃网膜右动静脉，从左膈下方向前推，即所谓的"一把抓"展开术野。

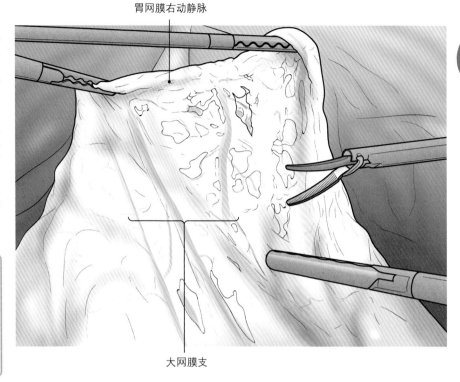

胃网膜右动静脉

大网膜支

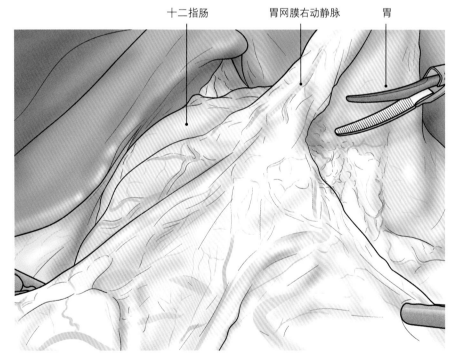

十二指肠　胃网膜右动静脉　胃

3 结肠解离（take down）

　　分离胰头部与横结肠系膜之间的融合，显露Henle胃结肠静脉干，进行所谓的结肠"take down"。立于患者左侧的术者左手钳子将横结肠系膜向自己的方向牵拉，助手右手钳子将结肠肝曲向尾侧推压，可见到十二指肠与结肠之间的分离线。

要点

术者左手钳子抓持横结肠系膜的末梢侧（近结肠），进行大的术野展开，这样的大术野展开有助于寻找分离线。

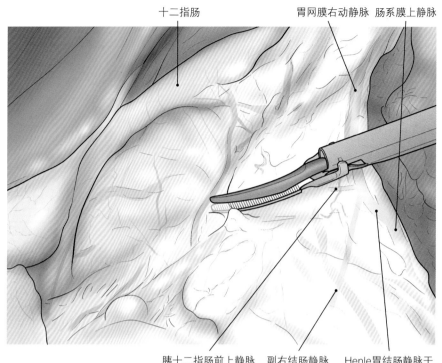

十二指肠　　胃网膜右动静脉　肠系膜上静脉

胰十二指肠前上静脉　　副右结肠静脉　Henle胃结肠静脉干

4 胰腺下缘的显露

　　助手左手钳子抓持胃网膜右动静脉血管蒂，垂直上提，则在血管蒂的左侧（患者左侧）可见到胰腺下缘。

要点

在认定的胰腺下缘的尾侧约2cm处，术者左手钳子与助手右手钳子呈"八字形"抓持横结肠系膜的脂肪组织，并向尾侧牵拉，牵拉时稍带向背侧推压的感觉，给予胰腺下缘适度的张力。钳子头端的方向决定了术野展开的好坏，必须加以注意。

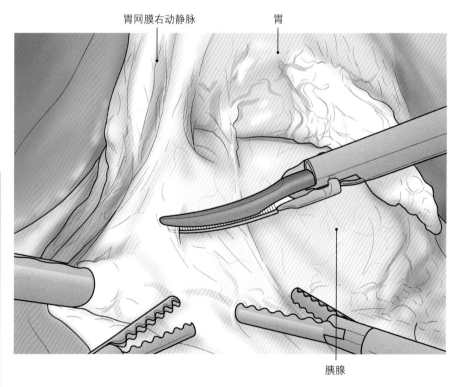

胃网膜右动静脉　　　　胃

胰腺

5 胃网膜右动静脉血管蒂前面脂肪组织的切开

向患者右侧继续显露胰腺下缘，胰腺下缘与先前take down分离线的连线腹侧残留有大网膜的脂肪组织，将其离断。由于组织内含有大网膜血管分支，确切凝闭止血后离断。

> **要点**
>
> 贴近胃网膜右静脉操作，故对比胰腺下缘的线与take down的分离线，注意避免不经意间分离过深。

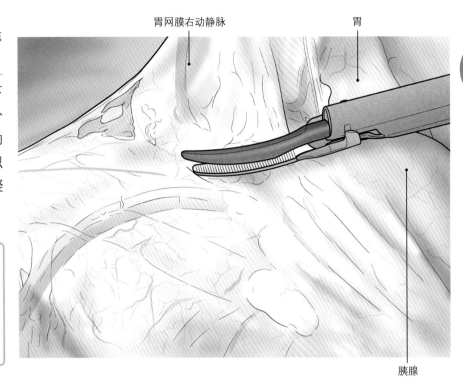

胃网膜右动静脉　　　　胃

胰腺

6 胃网膜右动静脉血管蒂左侧的清扫

经前面的操作，胃网膜右静脉已经大致显露。现在开始进行No.6淋巴结的清扫。助手左手钳子将胃网膜右动静脉血管蒂垂直上提。术者左手钳子将血管蒂左侧的包含淋巴结在内的脂肪组织向腹侧上提，显露胃网膜右静脉左侧的胰腺表面，与先前的胰腺下缘线打通。助手右手钳子抓持横结肠系膜，轻轻向尾侧牵拉，与术者左手形成对抗张力。

> **要点**
>
> 需要左右手交叉时不必犹豫，两手靠近会干扰操作，远离则可避免。此处，术者左手钳子也是抓持偏头侧的脂肪组织。如存在困难，助手右手钳子与术者左手钳子也可进行功能变换。

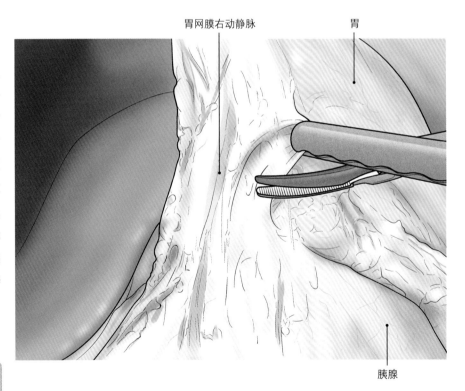

胃网膜右动静脉　　　　胃

胰腺

7 胃网膜右动静脉血管蒂右侧的清扫

　　助手左手钳子抓持胃网膜右动静脉血管蒂，推向左膈下方向。在胃网膜右动静脉右侧，沿胰十二指肠前上静脉，显露胰腺表面。

胃网膜右动静脉

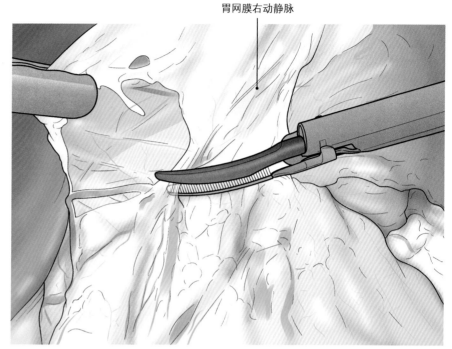

8 幽门下静脉的显露

　　助手左手钳子抓持胃窦前壁，向左膈下方向推压，从而对幽门下动静脉施加张力，可辨识幽门下静脉的支数，将最近侧的分支向中枢侧显露。

胃　　幽门下动静脉

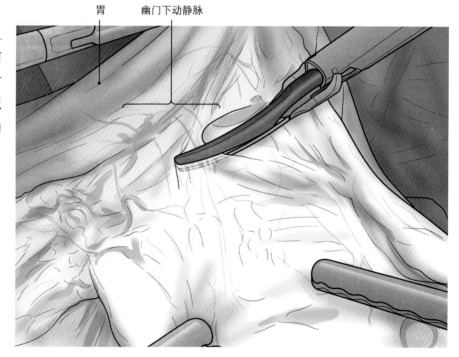

9 胃网膜右动静脉根部的显露

术者左手钳子抓持胃网膜右动静脉的末梢侧，向患者左侧方向牵拉。将幽门下静脉汇入胃网膜右静脉处呈V形展开，显露并离断胃网膜右动静脉根部。

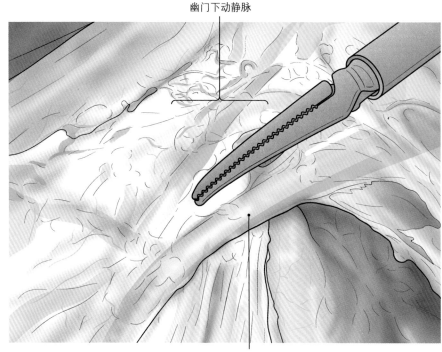

幽门下动静脉

胃网膜右动静脉

> **要点**
>
> 对于脂肪较多的病例，有时难以经大网膜的腹侧确认幽门下动脉。在这种情况下，从大网膜的背侧更容易确认幽门下动脉。助手左手钳子抓持并上提胃网膜右动静脉，抓持位置为胃网膜右动脉与幽门下动脉分叉处以远（末梢侧）约5cm处。助手右手钳子将清扫完的组织翻向患者右膈下方向。术者左手钳子抓持胃窦后壁向自己的方向牵拉，可拉伸幽门下动脉。从末梢侧显露需要保留的幽门下动脉，明确胃网膜右动脉发出幽门下动脉的位置，在其末梢侧离断胃网膜右动脉。

10 切开小网膜，悬吊肝脏

切开小网膜，助手左手钳子上抬肝脏，助手右手钳子与术者左手钳子抓持小网膜。保留迷走神经肝支，切开小网膜，向贲门方向适当延长，用2个带钩子的器官拉钩（Organ retractor®）夹住肝胃韧带。将一个钩子钩住肝圆韧带右侧的膈肌，另一个钩子钩住左膈下静脉右侧（患者右侧）的膈肌。

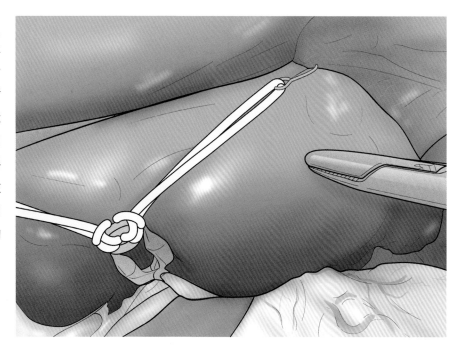

11　No.3b淋巴结清扫

保留胃右动静脉，清扫No.3b淋巴结。助手右手钳子抓持胃窦大弯侧，向左下腹方向牵拉，拉伸胃右动静脉。助手左手钳子与术者左手钳子将小网膜向腹侧上提，从末梢侧向中枢侧显露胃右动脉的左侧。在胃右动脉根部附近，与前述小网膜开口连通。

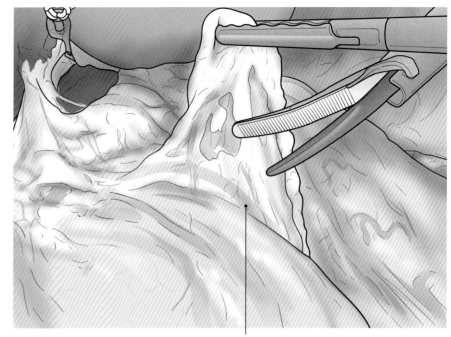

胃右动静脉

12　显露右侧膈肌脚

术者换位至患者右侧，将小网膜切口向患者左侧延伸。至贲门右侧时，助手左右手钳子牵拉附着于右侧膈肌脚的脂肪组织，显露右侧膈肌脚。此处即为胰腺上缘清扫的头侧边界。

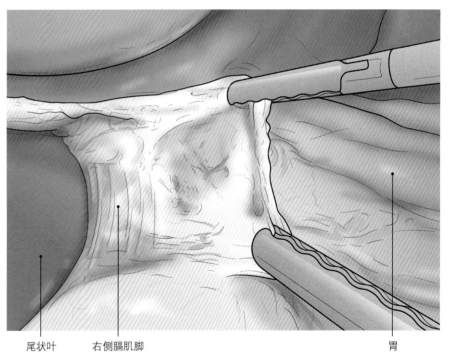

尾状叶　　　右侧膈肌脚　　　　　　　　　　　　胃

13 小弯侧的清扫

从胃的前面进行小弯侧的清扫。助手左手钳子抓持胃角附近的小网膜，向患者右侧、尾侧牵拉，伸展小弯侧。术者左手钳子抓持小网膜，助手右手钳子隔着纱布压迫胃壁，两者对小弯施加对抗张力。

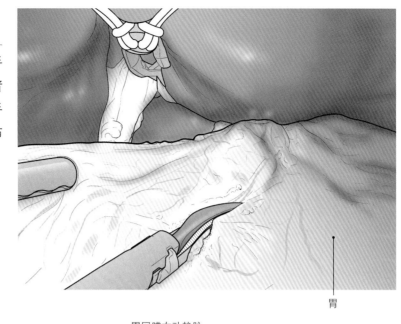

胃

14 网膜囊的开放

助手右手钳子抓持大网膜向右侧膈下方向推压，向患者左侧方向延长开放网膜囊。

胃网膜右动静脉

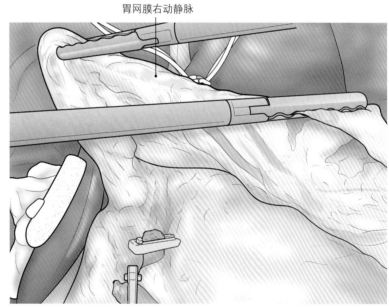

开放到一定程度后，标记Demel线，即左右胃网膜动静脉之间的分界线。在此时确认Demel线，即可明确胃网膜左动静脉处理的水平。

胃网膜右动静脉　胃网膜左动静脉

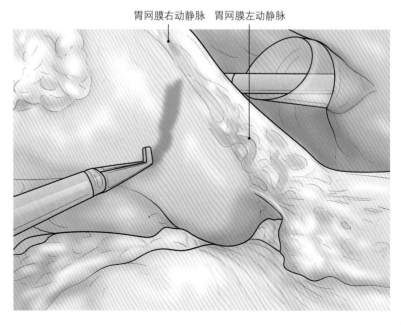

15 胃网膜左动静脉的显露

术者左手钳子将胃网膜左动静脉垂直上提，决定胃左动静脉处理的水平。在此水平，将胃网膜左动静脉左侧的大网膜朝胃的方向切开。此时，术者左手钳子向自己的方向牵拉，助手左手钳子抓持离断的大网膜，向患者左下腹方向推压。如向术者方向牵拉，可能导致脾脏拉伤出血，应加以注意。

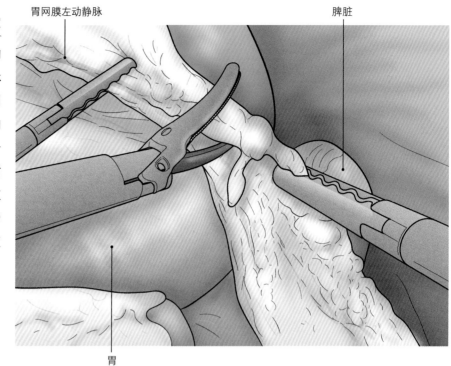

胃网膜左动静脉　　　　　　　　脾脏

胃

再次垂直上提胃网膜左动静脉，显露拟离断处的动静脉。

胃网膜左动静脉

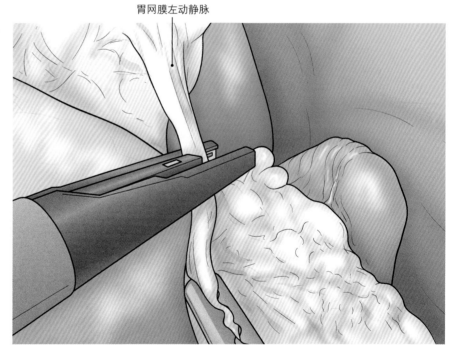

16 裁剪大弯侧

助手右手钳子抓持、上提No.4sb侧组织，术者左手钳子抓持、上提其右侧。助手左手钳子抓持远侧大网膜，向患者右侧推压。

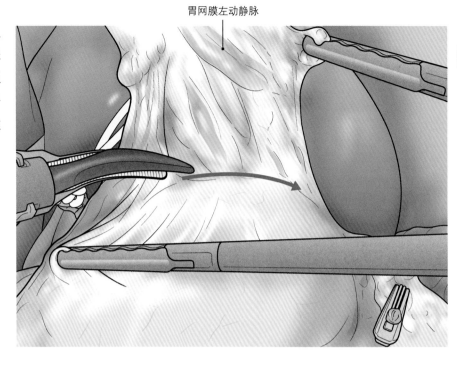

胃网膜左动静脉

17 胃右动静脉的离断

距幽门管约5cm处将胃离断。在进行离断前，距幽门管3~4cm处，在胃小弯与胃右动静脉之间进行分离，夹闭、离断胃右动静脉。

胃右动静脉

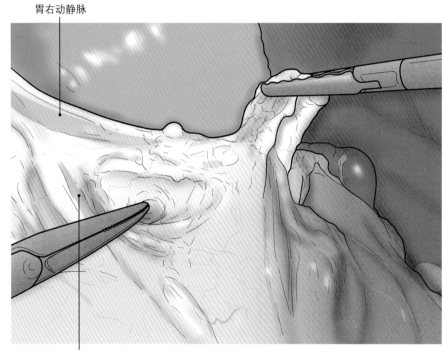

至胃的分支

18 胰腺上缘的清扫

　　开始胰腺上缘的清扫。以带线的器官拉钩将胃左动静脉血管蒂向腹侧上提。助手左手钳子抓持胰腺下缘的脂肪组织或肝总动脉或脾动脉的伴行神经向尾侧牵拉。

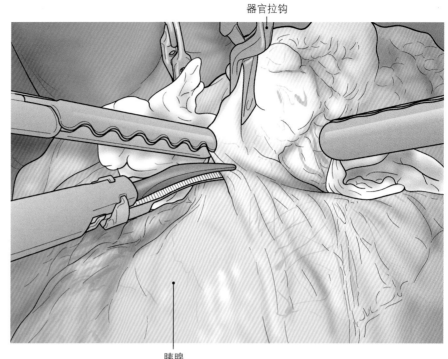

器官拉钩

胰腺

　　如胃左静脉经肝总动脉或脾动脉腹侧注入脾静脉，则尽早离断。

要点

充分显露胃左静脉根部后将其夹闭、离断。如显露不充分就上夹子，则影响清扫，导致需清扫组织的残留。

胃左静脉

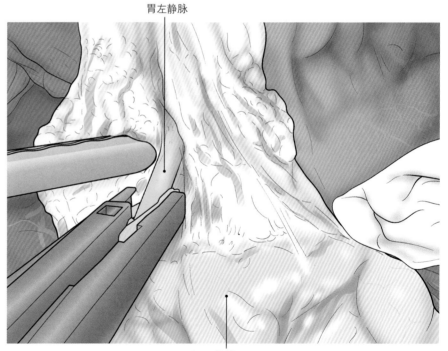

胰腺

19 腹膜的切开

助手右手钳子将胃体上部后壁上推，伸展胃后动脉。助手左手钳子将胰腺下缘向患者右下腹方向牵拉，伸展脾动脉。朝胃的方向，切开腹膜，分离胃后动脉背侧的无血管区（常称为"摩西间隙"）。

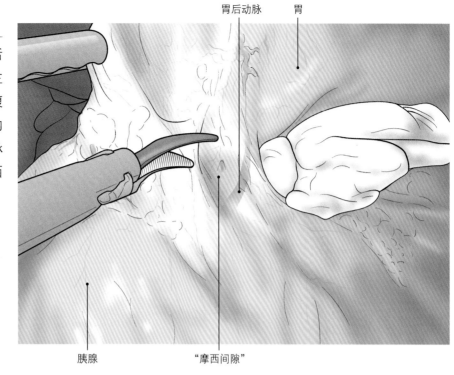

胃后动脉　　胃

胰腺　　　　"摩西间隙"

20 No.9左侧及部分No.11p 淋巴结的清扫

术者左手钳子插入胃左动脉左侧的无血管区，轻轻上提，进行游离。

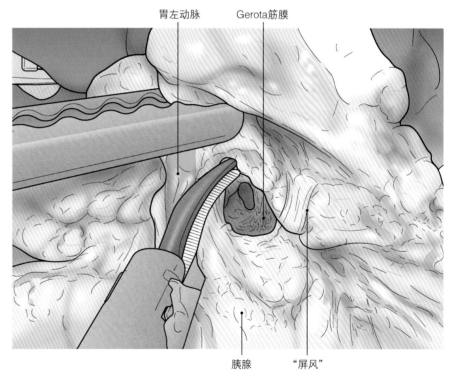

胃左动脉　　Gerota筋膜

胰腺　　"屏风"

进入无血管区，将Gerota筋膜推向背侧，则该间隙与先前的"摩西间隙"之间存在一道"屏风"，将其切除，完成No.9左侧及部分No.11p淋巴结的清扫。

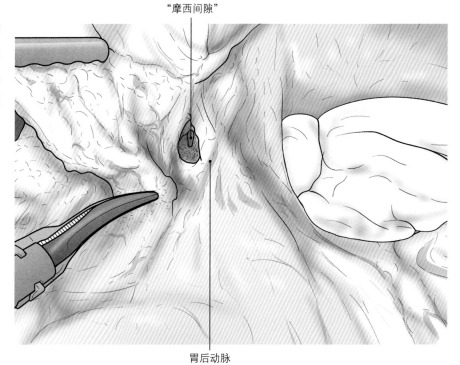

"摩西间隙"

胃后动脉

21 右侧膈肌脚的显露

在胃左动脉背侧显露膈肌脚，接着切开胃左动脉根部周围的神经，露出动脉，予以夹闭、离断。

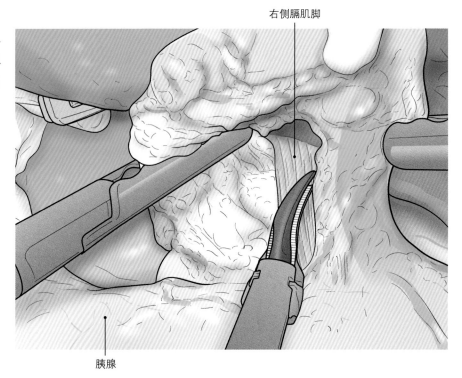

右侧膈肌脚

胰腺

22 清扫No.8a、No.9淋巴结

在No.8a与No.8p之间上夹子后予以离断,完成No.8a、No.9淋巴结的清扫。

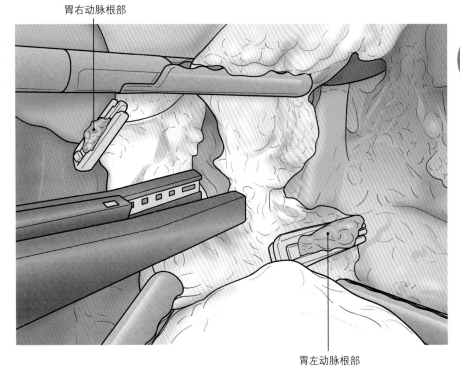

胃右动脉根部

胃左动脉根部

23 清扫小弯侧

术者左手钳子与助手右手钳子将胃上部的小网膜上腹侧上提,从背侧完成小弯侧的清扫。

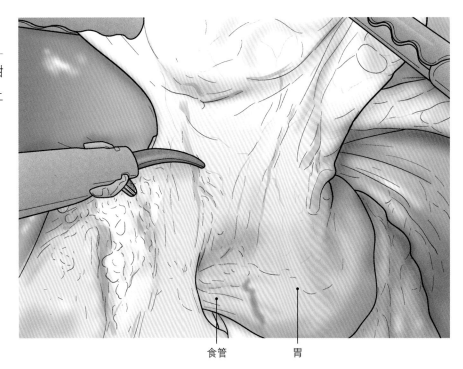

食管　　胃

各论

1. 淋巴结清扫　第1节　早期胃癌　保功能手术　b. 腹腔镜下保留幽门的胃切除术(LPPG)

1. 淋巴结清扫

第1节 早期胃癌
保功能手术

c. 腹腔镜下近端胃切除术（LPG）

布部 創也

体位与穿刺孔分布

通过支具将体位设置为分腿位。采用常规梯形的5孔法。该手术在贲门附近的操作较多，故患者右侧穿刺孔最好较远端胃切除术稍偏内侧、头侧。

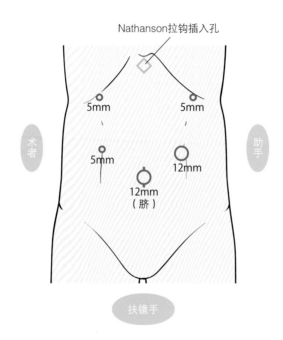

脾胃韧带的入路

　　术者从患者左侧开始清扫大弯侧淋巴结。早期胃癌病例保留大网膜，离断胃网膜左动静脉。对于早期胃癌，保留胃网膜左血管的网膜支。脾胃韧带内的胃短动脉尽量靠近脾脏离断。在大弯侧裁剪大网膜的分界是No.4d与No.4sb淋巴结之间。

要点

1. 手术开始时，从患者左侧进入网膜囊，然后继续向右侧切开大网膜，将横结肠进行一定程度的游离，游离幽门周围。这样，就可在随后的操作中，轻易于脐部辅助切口拉出残胃。

2. 采用器官拉钩（Organ retractor）将胃向患者右侧牵拉，将胃网膜左动脉从脾胃韧带内展开，这样，胃后壁即可充分展开，改善视野。助手牵拉胃网膜左动脉、胃短动脉的血管蒂，解放术者左手。

3. 分离胃后壁的生理性粘连以获得视野。

4. 上极的胃短动脉多与脾脏支共干，考虑到血管较短，离断时应稍偏胃侧。

5. 如上极视野差，则不必将胃短动脉全部离断，可等到后面再离断。

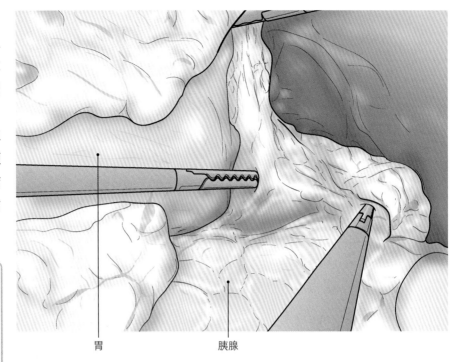

胃　　　　胰腺

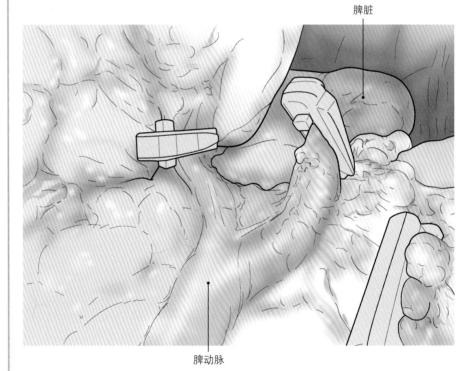

脾脏

脾动脉

2 小网膜、贲门右侧的处理

用Nathanson拉钩推开肝脏，切开小网膜，并向贲门方向推进。切开右侧膈肌脚的腹膜，剥离贲门左侧，在此处，膈食管筋膜是标志。

要点

术者左手钳子确切上提右侧膈肌脚，则可见到膈食管筋膜。膈食管筋膜呈线状。沿这一层次，则可保留食管周围的迷走神经。

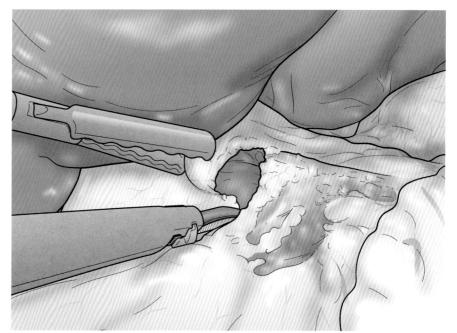

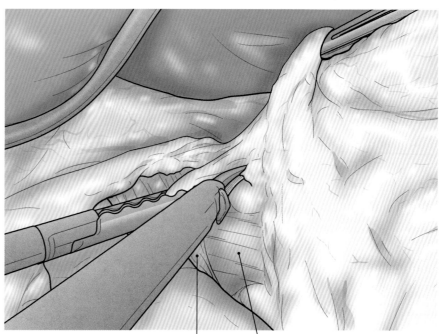

膈食管筋膜　　食管

3　小弯侧的清扫与胃的离断

从No.3淋巴结与No.5淋巴结之间的分界处开始，向头侧清扫小弯侧的淋巴结。行术中内镜检查，确认术前标记的胃的离断线，保留2/3的残胃，将胃离断。

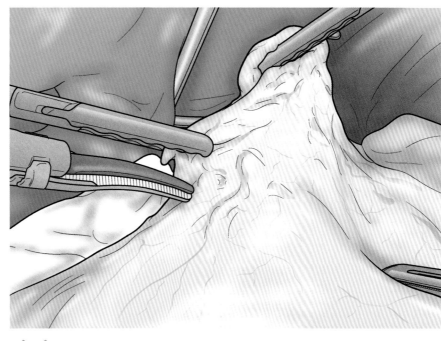

要点

1. 考虑到血液因素，No.3b淋巴结往往并不彻底清扫。
2. 助手钳子将胃向尾侧牵拉，术者左手钳子与助手钳子将小弯侧淋巴结呈斗篷状展开成面，则清扫较容易。清扫至胃的离断线处。
3. 残胃最好能保留2/3，但根据肿瘤的位置，保留1/2左右，笔者认为也可接受。

4　胰腺上缘淋巴结清扫

胃离断后，就可获得胰腺上缘的良好视野。用器官拉钩（Organ rectractor）将胃左动脉血管蒂上提，从腹腔动脉周围开始，向脾动脉远侧清扫至胃后动脉。清扫线转向贲门左侧方向，与贲门左侧的清扫打通。

要点

1. 离断胃左动脉以前的清扫与通常的远端胃切除术无异。胃左动脉离断后，在胰后筋膜与融合筋膜之间游离，胰腺即可翻转，有利于向远侧的清扫。
2. 至少应识别胃后动脉的根部并将其离断。对于早期胃癌，胃后动脉以远的脾动脉周围淋巴结清扫一般认为并无必要，但根据病变的位置，有些还是需要的。

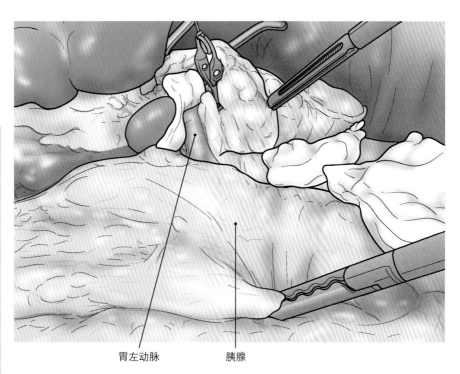

胃左动脉　　　胰腺

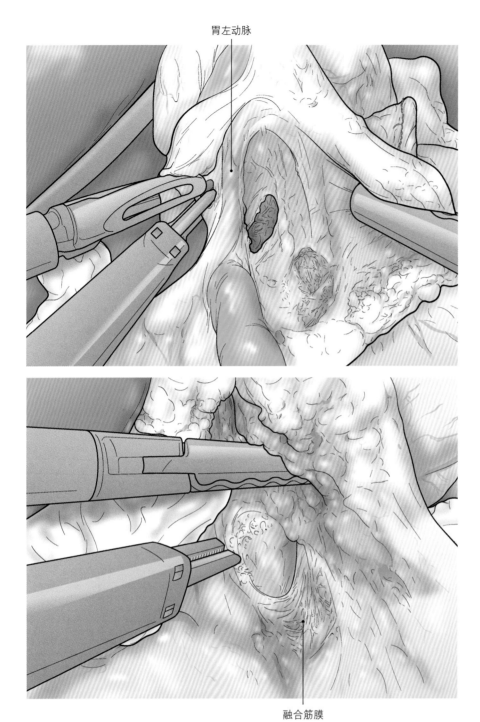

胃左动脉

融合筋膜

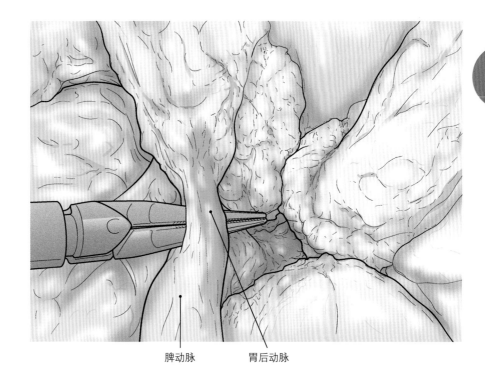

脾动脉　　　　胃后动脉

5 贲门左侧的清扫

　　最后进行贲门左侧的淋巴结清扫。沿左侧膈肌脚切开腹膜，可见到左侧膈下动脉。在根部离断其贲门食管支。确认膈食管筋膜，沿其层次向口侧进行食管周围的剥离，与右侧进行的剥离打通，完成食管的全周性剥离。

要点

膈食管筋膜呈线状。助手确切抓持、牵拉，则剥离层面容易辨认。沿该层面，可保留食管周围的迷走神经。

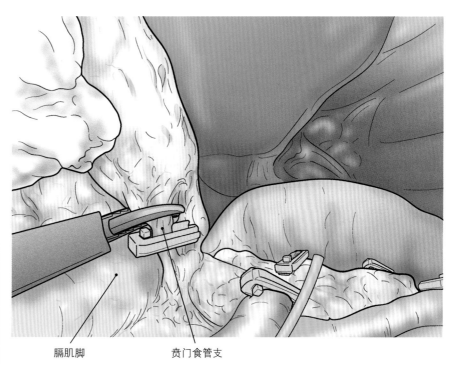

膈肌脚　　　　贲门食管支

关于LECS（腹腔镜内镜协同手术）在胃癌中的应用

布部　創也

1 前言

随着人口的动态变化及幽门螺旋杆菌感染人群的高龄化，胃癌患者的平均年龄上升至75岁。高龄患者多存在并发症，在考虑治疗策略时，不仅要考虑胃癌的预后，还需考虑其他原因导致的死亡。内镜治疗本身的适应证在扩大，另外治疗指南中也有关于淋巴结转移率的详细记载，根据不同的风险，内镜后不追加手术仅进行随访的病例也在增加。

然而现状是，对于具有手术适应证的患者，无论高龄患者还是年轻患者，都是进行伴淋巴结清扫的定型手术。介于内镜治疗与定型手术之间的局部切除，作为治疗选择之一，今后有望进行临床研究。LECS作为一种局部切除技术，在局部切除的具体实施方面是不可缺少的一种技术。

现行治疗指南中，局部切除的适应证是因病变位置、明显溃疡瘢痕，难以进行内镜治疗的病变。我院（癌研有明病院）也有内镜治疗中转手术的病例或腺瘤局部切除术后切缘复发等情况而行局部切除者。另外，现在也有采用先进的前哨淋巴结导航手术进行局部切除的临床研究，其适应证是肿瘤长径在4cm内下的cT1N0的早期胃癌。

2 Inverted LECS（翻转LECS）（图1）

针对伴有黏膜病变的胃黏膜下肿瘤，或虽然是内镜治疗的适应证，但因病变部位、大小或溃疡瘢痕等原因，难以进行内镜治疗的胃癌，我院发明了翻转LECS。该方法属于开放手术，无论肿瘤部位与大小均可开展，应用范围广。

3 NEWS（图2）

Goto等发明的非暴露式内镜下胃壁内反切除术（Non-exposed endoscopic wallinversion surgery，NEWS），不开放胃壁，即使对于胃癌，理论上也可杜绝医源性播散的可能，属于局部全层切除，是一种有前途的胃癌局部切除手术。

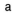

图1 Inverted LECS（翻转LECS）

a：胃壁的悬吊及使病变进入内腔。

b：用闭合器封闭胃壁。

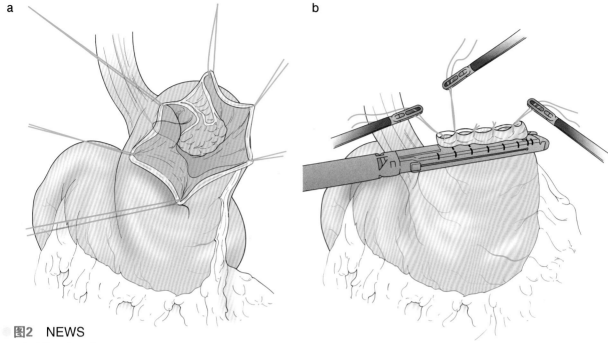

图2 NEWS

a：腹腔镜下切开浆肌层。

b：切开处放置海绵，缝合浆肌层，包埋海绵。

c：采用ESD技术切开黏膜。

d：内镜下切除病变。

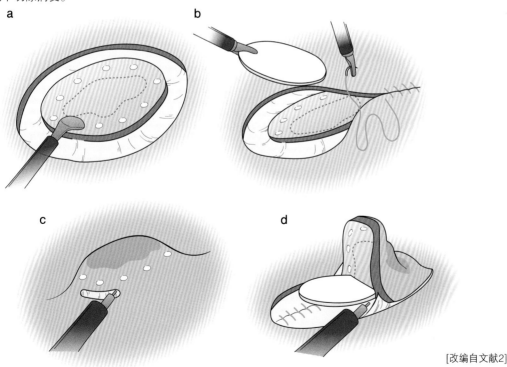

[改编自文献2]

▶参考文献

[1] Nunobe S, Hiki N, Gotoda T, et al: Successful application of laparoscopic and endoscopic cooperative surgery（LECS）for a lateral-spreading mucosal gastric cancer. Gastric Cancer 2012; 15: 338-342.

[2] Goto O, Mitsui T, Fujishiro M, et al: New method of endoscopic full-thickness resection: a pilot study of non-exposed endoscopic wall-inversion surgery in an ex vivo porcine model. Gastric Cancer 2011; 14: 183-187.

专栏

采用前哨淋巴结活检的早期胃癌微创治疗新技术

竹内　裕也

对于早期胃癌，腹腔镜手术作为微创治疗，具有术后恢复快等优点，迅速得到普及。然而，迄今为止，腹腔镜下远端胃切除术、全胃切除术是否与开放手术具有同样的精度是人们探讨的焦点，而对于大范围胃切除术后的中长期生活质量（QOL）下降（显著的体重减轻、倾倒综合征），探讨很少。

今后，腹腔镜下胃癌手术的课题包括如何缩小胃切除范围，兼顾肿瘤根治性与患者QOL。目前，乳腺癌与恶性黑色素瘤的根治手术中，为术中诊断淋巴结转移，引入前哨淋巴结活检（SN）技术，对于SN没有转移的病例，缩小清扫范围或不进行清扫，提高了患者QOL。

目前，有人将SN用于早期胃癌的腹腔镜手术。迄今为止进行的早期胃癌SN的多中心前瞻性研究显示效果非常好，据报道，SN的检出率达98%，转移淋巴结的检出敏感性为93%，假阴性率为7%，将SN作为指标的淋巴结转移正确诊断率达99%。

通常在手术前日，于内镜下在肿瘤周围的黏膜下层分4点各注射0.5mL放射性核素（RI：Tc-99m硫磺胶）。另外，术中采用同样的方法，在内镜下分4点分别注射0.5mL ICG（吲哚菁绿）。术中将摄取RI的淋巴结或色素蓝染的淋巴结判断为SN，进行术中快速病理学诊断。最近，也有人研究利用ICG荧光观察及一步法核酸扩增（One-step nucleic acid amplication，OSNA）提高SN准确性。

采用SN的早期胃癌个体化缩小手术，作为先进医疗B类技术在不少中心得到开展。根据术中SN，正确筛选无淋巴结转移的早期胃癌患者，以腹腔镜下胃局部切除术之类的保功能、缩小手术代替远端胃切除术或全胃切除术，对于术后QOL的维持极为有用。

我们采用腹腔镜内镜协同手术之一的非暴露式内镜下胃壁内反切除术（NEWS）结合SN，对于不适合行ESD、可能存在淋巴结转移的早期胃癌进行新式微创手术。

首先在腹腔镜下将色素或放射性核素集聚的淋巴结认定为SN，用夹子等进行标记（图1a、b）。清扫并回收包含SN的淋巴引流区（SN basin），经穿刺器取出（图1c、d）。于台车上以γ探测仪测定放射性核素计数。将色素或RI浓聚的淋巴结作为SN进行快速冰冻切片。SN位于一个引流区或相邻的两个引流区内，如术中快速病理学诊断SN无转移，则可能通过NEWS切除原发灶（图1e）。

腹腔镜下将肿瘤周围的浆肌层全周切开，将肿瘤向胃腔内推压，缝合关闭浆肌层（图1f、g）。然后，转为内镜操作：采用ESD技术，将肿瘤周围的黏膜层及黏膜下层切开，整块切除肿瘤，经口取出标本。最后，用夹子将肿瘤切除后的黏膜夹闭，关闭创面，完成手术。

图1　NEWS结合SN进行胃局部切除术的病例

a：胃体上部小弯侧病变，腹腔镜下认定SN（通常光观察）。

b：腹腔镜下SN的认定（荧光观察）：ICG荧光观察，认定No.7淋巴结为SN（箭头）。

c、d：SN basin切除（切除包含SN的淋巴引流区）。

e：NEWS（原发灶周围的浆肌层全周切开）。

f：浆肌层的缝合关闭。

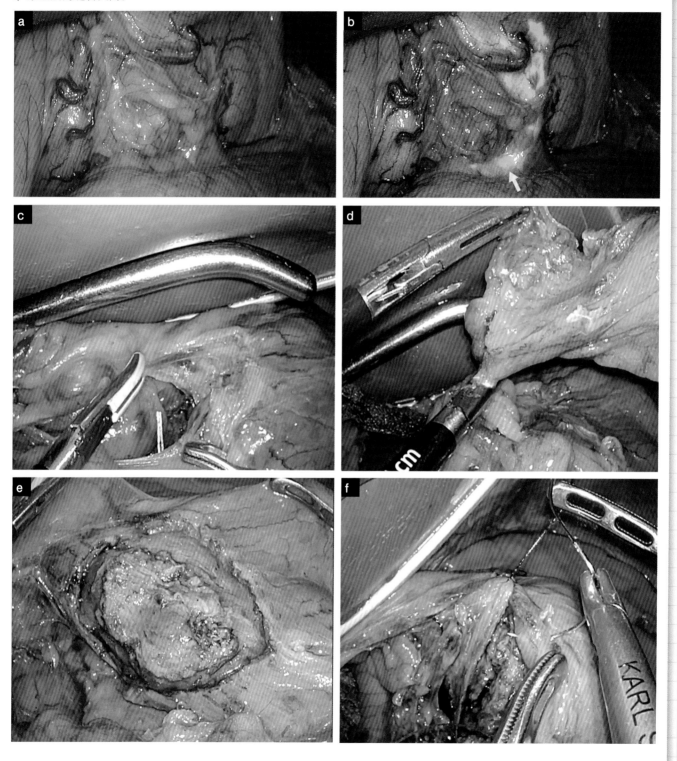

（接图1）

g：浆肌层缝合关闭结束后。然后，利用内镜于胃内腔面，全周
　切开黏膜、黏膜下层，将切除的肿瘤经口取出、回收。

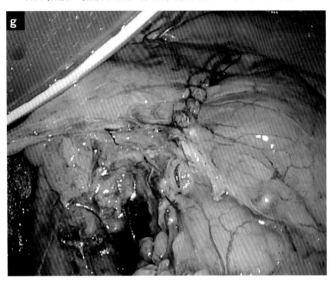

　　NEWS操作，不打开胃腔，即可在确切的视野下完成全层切除，即使是胃癌病
例，也无腹腔内污染与播散的风险，是一种安全的局部切除术式。另外，由于是全
层切除，故胃壁内的淋巴管也可一并切除，与仅切除至黏膜下层的ESD相比，更可
保证肿瘤学安全性。

　　此外，如将ESD的适应证扩大至SN无淋巴结转移的病例，则从保留全胃的角度
来说，是早期胃癌的终极微创治疗方法。在确保安全性、根治性的基础上，希望能
积极验证新一代的早期胃癌微创治疗方法。

▶参考文献

[1] Kitagawa Y, Takeuchi H, Takagi Y, et al：Sentinel node mapping for gastric cancer: A prospective multicenter trial in Japan. J Clin Oncol 2013；31：3704-3710.

[2] Takeuchi H, Goto O, Yahagi N, et al：Function-preserving gastrectomy based on the sentinel node concept in early gastric cancer. Gastric Cancer 2017；20(Suppl 1)：53-59.

[3] Shoji Y, Kumagai K, Kamiya S, et al：Prospective feasibility study for single-tracer sentinel node mapping by ICG (indocyanine green) fluorescence and OSNA (one-step nucleic acid amplification) assay in laparoscopic gastric cancer surgery. Gastric Cancer 2019；22：873-880.

Note

1. 淋巴结清扫

第2节 进展期癌
腹腔镜下远端胃切除术（LDG）
的淋巴结清扫

瀧口 修司

体位与穿刺孔分布

　　采用如图所示的穿刺孔分布方法，为便于在胰腺上缘淋巴结清扫时减小能量器械的进入角度，术者右手穿刺孔位置稍偏头侧。

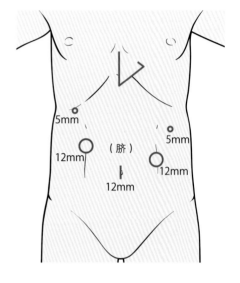

5mm

5mm

12mm （脐）

12mm

12mm

1　胰腺上缘的术野展开
（将胃向膈肌侧推开）

　　将胃推向膈窝，将胃后壁上提、翻卷。在胰腺上缘与胃壁之间置入纱布，如同使胃底竖立。

要点

1. 可能损伤胃壁，故切记缓慢、小心操作。

2. 这一操作在处理胃右动脉前进行。但如胃右动脉存在张力，则不应勉强，在可能的范围内进行胰腺上缘的术野展开，在处理胃右动脉后，再将胃确切上卷。

3. 即使存在粘连等原因无法将胃推开，也应彻底分离粘连，坚持展开术野。这样，通过确切上提胃左动脉，即可获得胰腺上缘清扫的稳定术野。

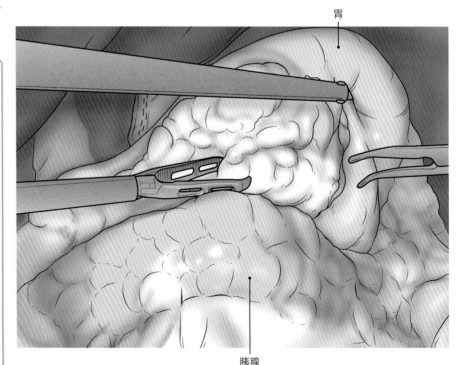

胃

胰腺

2 胰腺翻转

　　腹腔镜取远景，助手左手钳子持小纱布，置于胰腺下缘，如同伸展胰腺被膜一般，将胰腺翻转。助手右手钳子抓持、上提胃左动脉血管蒂。

要点

1. 胰腺的展开极其重要。通过助手左右手钳子的操作，确认胰腺上缘被膜的张力大小。通过对施加张力的反复模拟，寻找感觉。术者应戒急戒躁，给予助手足够的时间，以充分体会位置感。

2. 胰漏大多是助手过度压迫胰腺所致。应绝对避免助手从上方压迫胰腺。盲目压迫胰腺更是禁忌，在淋巴结清扫的过程中，应养成随时掌握助手钳子头端位置的习惯。

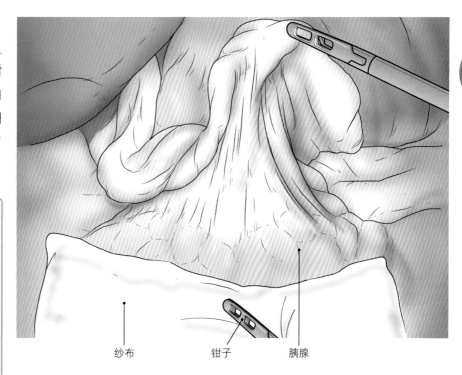

纱布　　　　钳子　　　　胰腺

3 胰腺上缘的膜切开

术者左手钳子轻轻抓持肝固有动脉附近包裹No.8a淋巴结的浆膜，助手右手钳子同样抓持靠近胃左动脉的浆膜，线状展开胰腺上缘。沿胰腺上缘，用能量器械从胃十二指肠动脉附近向左侧切开浆膜。

> **要点**
>
> 1. 切开胰腺上缘的膜，第一刀很重要。看清胰腺被膜与胰腺的附着处，稍偏离胰腺，线状切开。太靠近胰腺，就会导致层面过深，应引起注意。
> 2. 如采用超声刀，则将工作面插入膜的背侧进行切开。

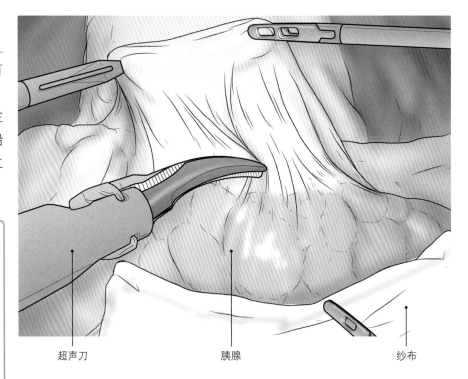

超声刀　　　　　胰腺　　　　　纱布

4 最外侧（Outermost layer）游离层的辨认

切开胰腺上缘的浆膜，则可确认沿肝总动脉前面走行的神经。尽量沿其外侧进行游离，则可见到肝总动脉前面神经丛的最外层（Outermost layer）。将该层面徐徐拓展、剥离。即使有穿支血管，往往也可以钝性游离。在该游离层面内，剥离至与肝总动脉连续的肝固有动脉的左侧。

> **要点**
>
> 1. 从淋巴结侧来看，淋巴结表面有一层透明的膜。注意不要露出淋巴结，进行整块清扫。
> 2. 剥离至肝固有动脉左侧，则同时剥离了胃右动脉的背侧，可防止解剖误认。

No.8a淋巴结

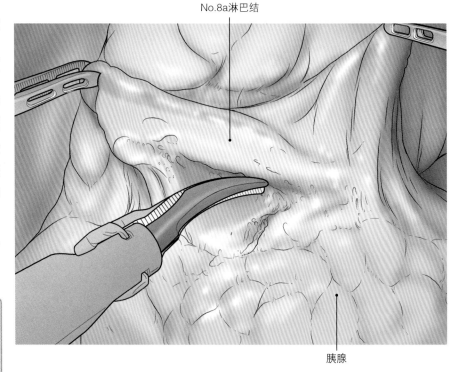

胰腺

5 胃右动脉根部的辨认

从胃十二指肠动脉向肝固有动脉方向清扫淋巴结。助手右手钳子抓持胃右动脉血管蒂，向左侧牵拉。此时，也应意识到Outermost layer。由于背侧已经进行了剥离，故根部的判断就很容易。确认根部后，注意肝固有动脉走行，剥离并夹闭、离断胃右动脉。

> **要点**
>
> 1. 胃右动静脉多伴行，分离周围结缔组织后，动静脉可一并离断。
> 2. 肝固有动脉周围的Outermost layer比想象的要浅，往往不经意间就会进入血管外膜的层面。虽然进入血管外膜层面问题也不大，但认识到自己在什么位置剥离还是很重要的。

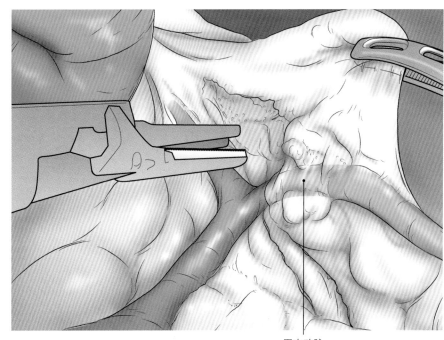

胃右动脉

6 肝固有动脉左侧的游离（No.12淋巴结清扫）

为清扫No.12a淋巴结，术者左手钳子抓持与肝固有动脉左侧并行的神经，在其与淋巴结之间进行分离。随着分离的进行，打穿一层膜即可进入门静脉前方。门静脉的左侧容易显露，故首先决定No.12a淋巴结的头侧离断线，在离断胃左动脉后再离断No.12a淋巴结的背侧。

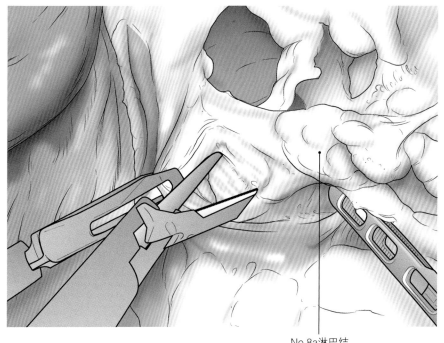

No.8a淋巴结

各论

1. 淋巴结清扫　第2节　进展期癌　腹腔镜下远端胃切除术（LDG）的淋巴结清扫

7 胃左静脉的确认与离断

胃左静脉存在变异，术前通过增强CT进行确认非常重要。胃左静脉多位于肝总动脉与胃左动脉的夹角内。沿肝总动脉前方的游离层面分离，则可见胃左静脉被一层薄膜所覆盖，将该膜打开，显露胃左静脉后离断。

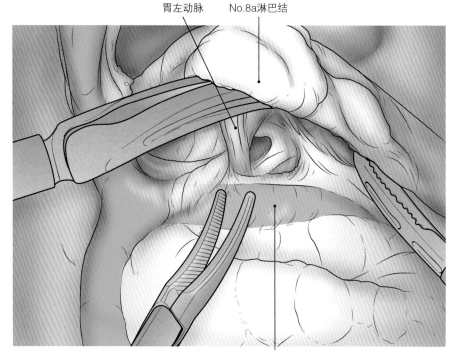

胃左动脉　No.8a淋巴结

肝总动脉

1. 如胃左静脉剥离确切，则不上夹子，直接用能量器械离断就足够了，至少在切除侧不必上夹子，这样不仅可减少为充分游离胃左静脉所需的操作，也可减少操作时牵拉导致的意外出血。

2. 最近，术前通过增强CT拍摄动脉期与静脉期的影像，可进行三维图像重建。

3. 腹腔镜手术操作细腻，可减少开腹手术那样因胃左静脉出血而导致的麻烦，如有出血，压迫止血是有效的方法。如应用柔凝，则术者左手阻断出血部位的血流，用吸引器吸干血液，通过柔凝使组织发生热变性。

8 腹腔动脉右侧的清扫

清扫腹腔动脉右侧时，决定游离的深度很关键。沿肝总动脉前面的正确层面游离，则可见到位于头侧的、粗大的自主神经。嘱助手左手钳子将其抓持，右手钳子上提胃左动脉血管蒂。术者左手将清扫的淋巴结上提，将胃左动脉的游离层面纵向延续，继续游离。此处必定存在可分离层面，分离时注意避免进入腹腔神经丛。腹腔动脉右侧充分游离后，确定离断线，上夹子后予以离断。

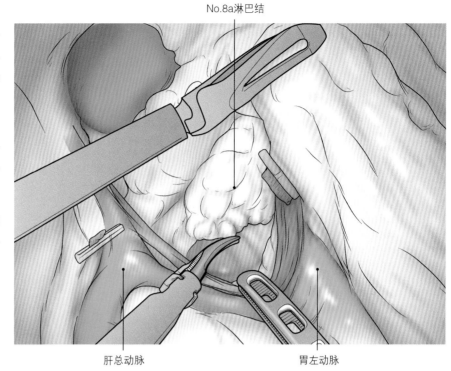

No.8a淋巴结

肝总动脉　　　　　　胃左动脉

 要点

1. 胃左动脉周围的游离层面较易进入，重要的是将其分离层面向背侧延伸。D2淋巴结清扫中，重要的是清扫的深度，切开血管周围的神经丛后，淋巴结的上提效果就会很差，因此重点在于追求可分离的层面。
2. No.9淋巴结最终与No.16a2int淋巴结（No.16a2淋巴结中腹主动脉与下腔静脉之间的部分）相连，确定清扫的下界很重要。但并无明确的标志，游离至可分离处即可离断，附近有胸管通过，必须利用能量器械确切闭合或上夹子夹闭。

9 门静脉左侧缘的离断（清扫No.12a淋巴结）

确定了No.9淋巴结清扫的下界，则向右侧游离No.8a淋巴结的头侧部分，沿No.8a与No.8p淋巴结之间的分界离断。至No.12a淋巴结附近时，术者钳子再次抓持神经，牵拉门静脉，将淋巴结向左侧拉出后予以离断。

要点

胃左静脉偶可汇入肝十二指肠韧带内，操作时应谨慎。

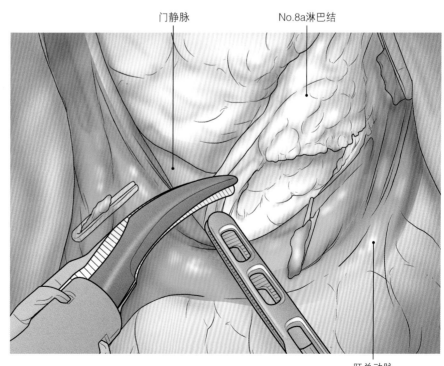

门静脉　　　　　　No.8a淋巴结

肝总动脉

No.8a淋巴结

69

10 胃左动脉头侧的游离

胃左动脉头侧有腹腔神经汇入，故沿No.9淋巴结清扫的层面向头侧迂回，清扫No.9淋巴结，将腹腔神经一并掀起来，剥离胃左动脉的头侧部分。

要点

腹腔神经大面积附着在胃左动脉上，并进入腹腔神经丛，仅在此处离断神经，除此以外，只要没有淋巴结外浸润，则应力求在可剥离层面内清扫。

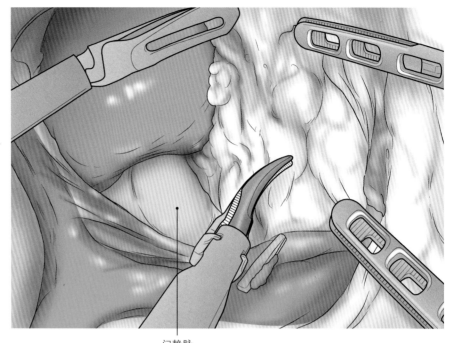

门静脉

胃左动脉

11 胃左动脉左侧的游离

沿肝总动脉前方的可剥离层面（Outermost layer）继续延伸，绕过胃左动脉左侧，继续向背侧游离。与头侧的剥离面贯通后，完成胃左动脉的全周性游离。

要点

此处的要点也是从胃左动脉的剥离层面向背侧拓展。如从根部开始游离，则往往进入并行的自主神经的内侧，应加以注意。

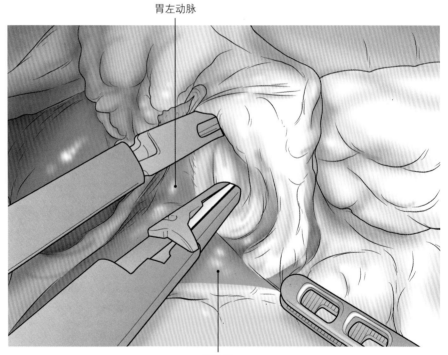

脾动脉

12 胃左动脉的离断

在胃左动脉周围，并行的自主神经及胃左动脉周围的神经鞘变粗。将这些周围神经组织离断，则胃左动脉可以拉伸，确认其外膜的剥离层面，予以夹闭、离断。

要 点

胃左动脉的外膜并非一定要完全显露。按照规定，清扫层面位于血管周围神经以外，神经的切断仅限于剥离血管的拟离断部位。因此，不应勉强剥离，重要的是，切断神经只要保证血管可确切夹闭即可。

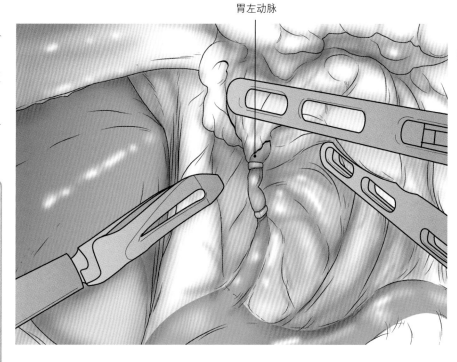

胃左动脉

13 脾动脉前方游离层面的判断

与肝总动脉前面的游离层面一样，沿所谓Outermost layer的神经丛最外层进行游离，则可见到脾动脉头侧的粗大神经。保留神经，沿脾动脉前方向远侧游离。清扫过程中，见到胃后动脉，则进行夹闭、离断。No.11p与No.11淋巴结的界线位于脾动脉的中点，故从脾动脉根部向远侧游离5~6cm就足够了。对于脾动脉背侧的脂肪组织，避免抓持血管，而是通过助手钳子抓持神经，将背侧的脂肪组织整块清扫。

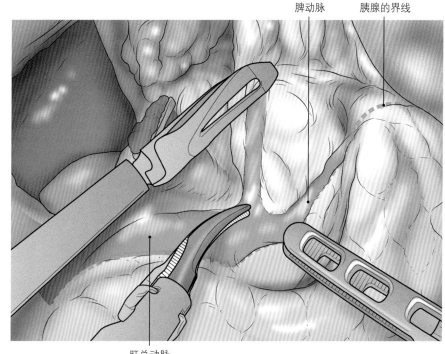

脾动脉　胰腺的界线

肝总动脉

要 点

在脾动脉根部附近有容易出血的部位。在清扫过程中，对于小的出血，应切记小心止血。对于助手而言，存在难以展开术野的部位。钳子压迫可能损伤胰腺，导致术野胰漏，术者必须仔细注意助手的操作。

14 脾静脉的确认

助手抓持神经，向尾侧牵拉，在清扫脾动脉背侧的淋巴结后，可见到由一层薄膜覆盖的脾静脉。避免损伤脾静脉，将这一层膜切开，进入脾静脉前方的可分离层面。用超声刀线状切开脾静脉头侧组织，完成清扫。

> **要点**
>
> 此处须注意的是脾静脉损伤所致的出血。如发生出血，则用止血海绵或纱布长时间压迫。

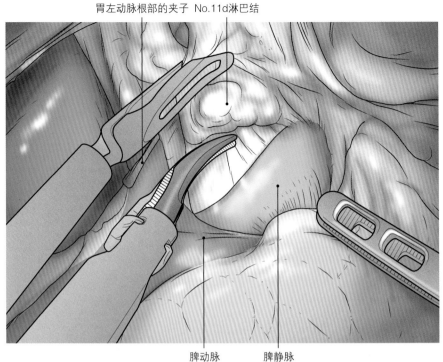

胃左动脉根部的夹子　No.11d淋巴结

脾动脉　　　脾静脉

15 完成No.11p淋巴结清扫

如能在脾动脉背侧见到脾静脉，则可谓进行了No.11p淋巴结的充分清扫，但脾静脉的走行可能存在变异，故确切清扫脾动脉的背侧与脾动脉根部就足够了。

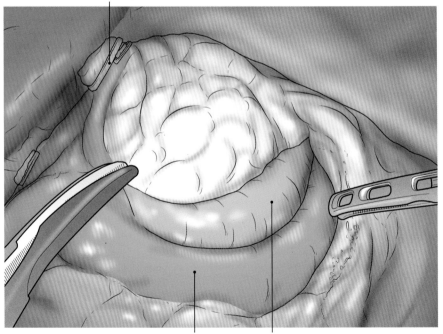

胃左动脉根部的夹子

脾动脉　　　脾静脉

16 完成No.12a淋巴结清扫

如充分显露门静脉左侧缘，则No.12a淋巴结的清扫就足够了。在腹腔动脉根部，进行D2淋巴结清扫，与切除其周围神经相比，深度更重要。在可分离层面内向背侧进行剥离，清扫时用能量器械闭合或用夹子夹闭。

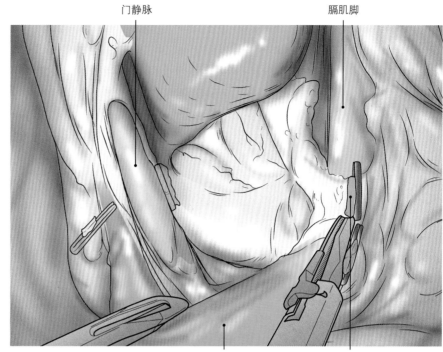

门静脉　　　　　膈肌脚

肝总动脉　　　胃左动脉

1. 淋巴结清扫
第2节　进展期癌
保脾脾门淋巴结清扫

木下　敬弘

体位与穿刺孔分布

　　术者立于患者右侧，助手立于患者左侧。与通常的远端胃切除术相比，特征性的区别在于右侧穿刺孔偏中央。用Penrose引流管及硅胶碟推开肝脏。

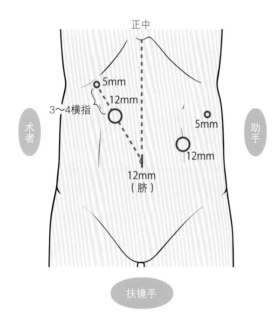

1　大网膜左侧的切开

　　如行脾门淋巴结清扫，在开局阶段就应减少术野渗液。采用头高位及左侧抬高体位，使胃及其周围脂肪组织偏移至腹腔右侧，确保脾门周围的视野。切除大网膜或保留大网膜因人而异，朝脾下极方向切开左侧的胃结肠韧带。

要点
1. 左侧最多抬高7°～8°即可，内脏脂肪多的患者，可进一步抬高左侧。
2. 如胃上部后壁与胰腺前面有生理性粘连，则将其分离，使脾胃韧带较易伸展，后面的操作也就比较容易。

2　牵引胃大弯侧

　　胃结肠韧带离断至脾下极附近时，用圈套器将胃大弯侧包含胃网膜动静脉在内的脂肪组织大把套扎。用钩针将圈套器的尾线拉出体外，将胃整体牵拉。通过这一操作，无须牵拉、抓持，即可获得良好的脾门周围视野。

要点
1. 以钳子抓持胃大弯侧大网膜，并向腹壁牵拉，模拟选择最佳的套扎部位，使脾胃韧带的牵引效果最好。
2. 钩针穿刺位置在上腹部中央的头侧，但应根据具体情况进行调整。

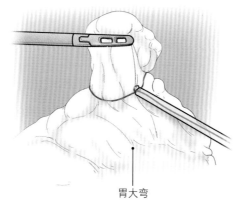

胃后面　　胰腺　　　　　　胃结肠韧带（大网膜）

脾下极

Harmonic®（超声刀）　结肠系膜　　横结肠

胃大弯

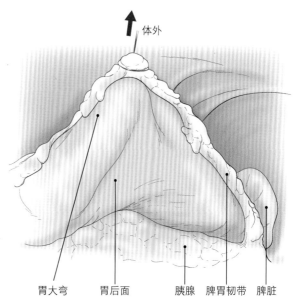

体外

胃大弯　　胃后面　　　胰腺　脾胃韧带　脾脏

3 显露脾动静脉下支至胃网膜左动静脉根部

助手右手钳子将胃网膜左动静脉血管蒂向腹侧上提，切开脾门部尾侧的腹膜，显露脾动静脉下支至胃网膜左动静脉根部。助手左手钳子持折叠纱布适当推压。此处必定呈隆起的三角形。在确认三角形隆起后，于根部夹闭、离断胃网膜左动静脉。在该部位，任何病例均可较清楚地确认No.10淋巴结。

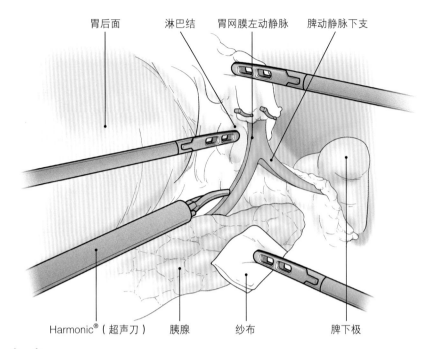

胃后面　淋巴结　胃网膜左动静脉　脾动静脉下支

Harmonic®（超声刀）　胰腺　纱布　脾下极

> **要点**
> 1. 如胰腺前面与大网膜之间残留生理性粘连，则该三角形隆起难以辨认。从避免脾脏被膜损伤出血的角度来说，也应尽早分离粘连。
> 2. 一开始就显露胃网膜左动静脉根部是比较困难的，最好从胃网膜左动静脉主干向中枢侧游离，或在胰尾部显露的脾脏动静脉下支向末梢侧进行游离。

4 处理汇入脾动静脉下支的胃短动静脉

清扫脂肪组织，显露脾动静脉下支，则可见到汇入下支的胃短动静脉，予以夹闭、离断。

> **要点**
> 有时难以判断是流入胃的血管还是流入脾脏的血管。如解除大网膜与脾脏之间的粘连、胃上部后面与胰尾部的粘连，尽量将脾胃韧带展开，则容易分辨两者的不同。

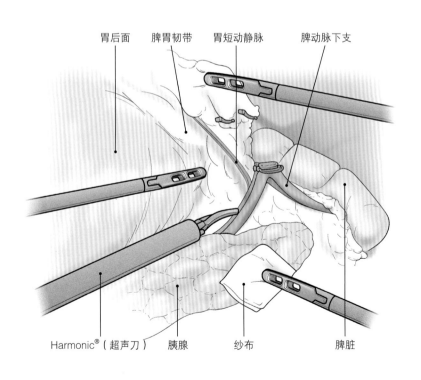

胃后面　脾胃韧带　胃短动静脉　脾动脉下支

Harmonic®（超声刀）　胰腺　纱布　脾脏

5 从脾动静脉主干向上下支分叉处的清扫

对脾动静脉下支周围进行一定程度的清扫后，找到容易显露脾动静脉主干的部位，从该处开始向脾门方向清扫。随着清扫的进行，必定会到达上下支的分叉处，清扫至该处。此时，在脾动脉主干头侧辨认Gerota筋膜，充分游离，则后面的操作比较容易。

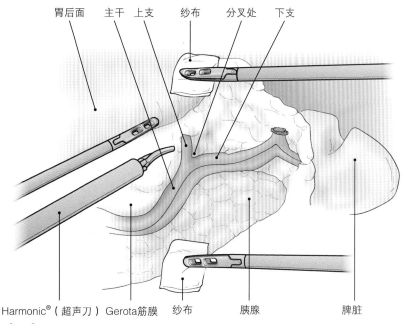

胃后面　主干　上支　纱布　分叉处　下支

Harmonic®（超声刀）Gerota筋膜　纱布　胰腺　脾脏

要点

1. 众所周知，脾动静脉的血管解剖存在个体差异，但上下支的分叉部位必定存在。另外，为事先把握解剖情况，术前通过3D-CT进行解剖学结构重建，则术中更有底气。
2. 脾动脉主干往往蜿蜒蛇行，此时，助手左手夹持沿脾动脉的神经组织，将脾动脉拉直，则清扫操作较容易。

6 沿脾动静脉上支清扫

从脾动静脉上下支分叉处开始向上支的末梢侧清扫。上支也存在胃短动静脉的分支，确认后予以夹闭、离断。上支在靠近脾脏处，往往平行脾门上行。要充分注意避免损伤或结扎上支。在脾脏上极附近，有时操作视野不佳，不应勉强。

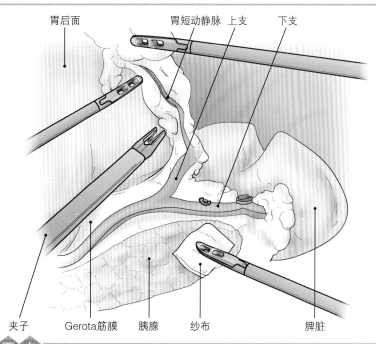

胃后面　　　　　　胃短动静脉　上支　　下支

夹子　Gerota筋膜　胰腺　纱布　　　　脾脏

要点

1. 即使在脾门部，动脉前面也存在可游离的层面，尤其是在上下支分叉处及上支周围特别容易辨认。要点是尽快进入可分离的层面。
2. 在这个部位，能量器械有时难以通过右侧下方的穿刺器到达，可在偏中央处追加5mm的穿刺器或经左下的穿刺器置入能量器械。

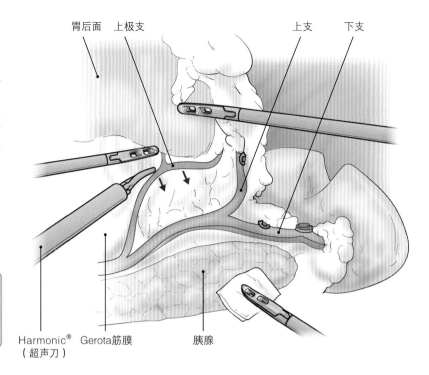

胃后面　上极支　　　　　　　　　　　　上支　下支

Harmonic®　Gerota筋膜　　胰腺
（超声刀）

7 上极支周围的清扫（如存在）

约在30%的患者中可见独立于上支、发自脾动静脉主干、流入脾脏上极的细小血管。一般认为切断也没有问题，但如有可能，尽量保留。从脾动静脉分叉处开始向末梢侧清扫，有时可见进入胃的分支，确认后依次处理。

> **要点**
>
> 上极支几乎均贴近胃底大弯侧，清扫时将其自胃底剥落。

8 脾脏上极周围的清扫

此时，松开此前的圈套器尾线，将胃及其周围脂肪组织向患者右侧移动，则脾脏上极周围的视野多可打开。如有必要，夹闭血管，处理胃短动静脉的最头侧分支，完成保留脾脏的脾门淋巴结清扫。

> **要点**
>
> 在这个部位，为安全进行无血操作，尽管脾胃韧带较短，也应将其充分牵拉、伸展。在Gerota筋膜前面游离至膈胃韧带，视情况将胃底大弯自后腹膜侧游离，则脾脏上极侧的脾胃韧带即可展开。

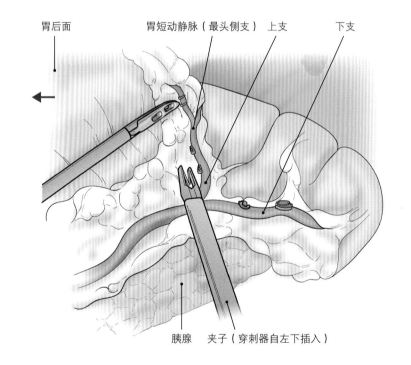

胃后面　　　　　　　胃短动静脉（最头侧支）　上支　　　　下支

胰腺　夹子（穿刺器自左下插入）

各论

1. 淋巴结清扫

第2节　进展期癌 下纵隔淋巴结清扫

大森　健

体位与穿刺器分布

采用5孔法。经脐部12mm穿刺孔置入腹腔镜，术者左手使用右侧季肋下的12mm穿刺孔，右手使用位于其内侧锁骨中线稍偏尾侧处的穿刺孔，助手使用位于左侧季肋下及其内侧尾侧的2个5mm穿刺孔。

> **要点**
>
> 患者右侧的2个穿刺孔与通常的穿刺孔分布相比稍偏内侧。如偏外侧，则在进行经裂孔操作时，肝脏及膈肌脚会对钳子造成干扰。

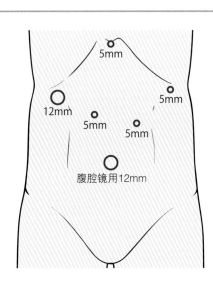

1 推挡肝脏，展开下纵隔视野

　　为安全进行下纵隔淋巴结清扫，肝脏与心脏的推挡极其重要。笔者采用硅胶碟（八光）、器官拉钩（Internal Organ retractor®, aesculap）、直针进行Y形肝脏推挡。进行下纵隔清扫时，于心窝部插入带棘轮的5mm钳子，抓持硅胶碟的边，将心脏推开。

要点

1. 推挡心脏时，如操作钳直接呈"线状"推压，容易导致低血压，故利用硅胶碟进行"面状"推压。
2. 推挡心脏的诀窍是，根据心脏跳动轻柔推压，以确保术野。完全固定地用力推压容易导致低血压。

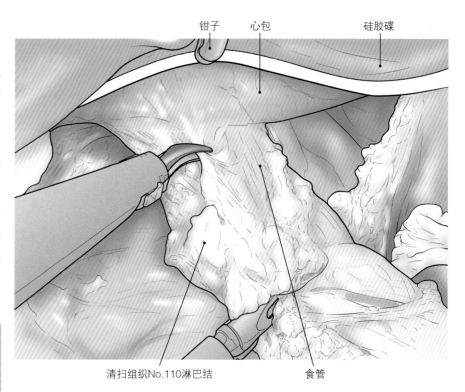

钳子　　心包　　硅胶碟

清扫组织No.110淋巴结　　　　食管

2 游离食管周围时基本的术野展开

　　助手左手钳子抓持胃小弯侧组织，向尾侧牵拉，右手钳子持纱布，压胃壁或食管。

要点

1. 胃小弯组织的牵拉用助手左手钳子进行。虽然与穿刺器位置也有一定关系，但从方向上来说，左手更容易向患者左侧牵拉。
2. 助手右手钳子虽然也可抓持组织，但基于肿瘤学考虑，最好采用纱布等轻压组织。

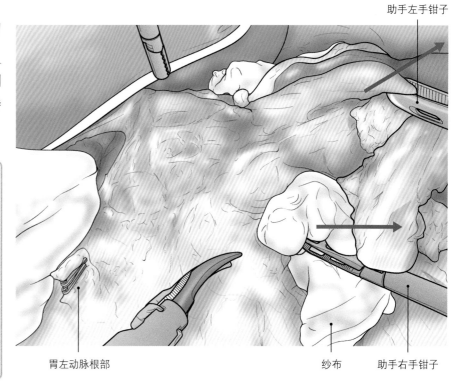

助手左手钳子

胃左动脉根部　　　　　　纱布　　助手右手钳子

3 食管背侧的游离

对于进展期的胃食管接合部癌，为确保外科切缘，应将膈肌脚的筋膜保留在切除侧。

朝食管背侧游离时，可见到左膈下动脉的贲门食管支，将其夹闭、离断。

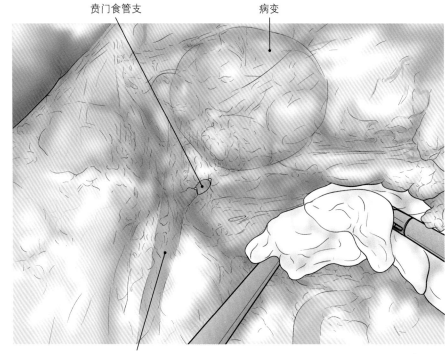

贲门食管支　　　　病变

左膈下动脉

4 食管前面的、游离至膈肌脚的切开

在进行经裂孔的下纵隔淋巴结清扫时，为确保术野，将膈肌脚切开。将左右膈肌脚做T形切开，或追加左右膈肌脚中央切开，这样的星状切开可在下纵隔获得充分的视野。首先将左侧膈肌脚在腹侧的基部切开。

切开左侧膈肌脚后，将膈肌纵向切开，然后再切开右侧膈肌脚。

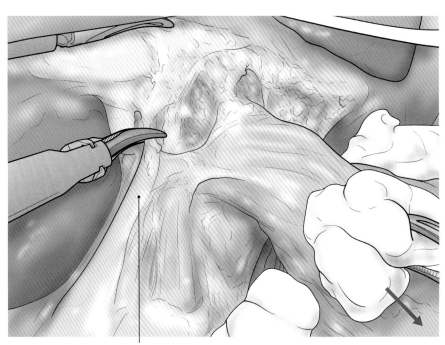

右侧膈肌脚

> **要点**
> 1. 膈肌脚的切开不在膈肌脚的中央，而是偏腹侧切开。
> 2. 左侧膈肌脚的切开方向是沿左膈动脉稍偏腹侧切开。
> 3. 膈肌切开后，最终往往进入左侧胸腔，但为了尽量减少开胸时间，此时不应切得过深，仅切开膈肌脚的肌束即可。
> 4. 为确保下纵隔操作的术野，至少应切开左右膈肌。如追加膈肌脚中央纵向切开，则呈星状切开，术野更加开阔、稳定。

5 No.110、No.111淋巴结清扫的术野展开

助手左手钳子抓持胃小弯组织，持续向尾侧展开，右手钳子抓持球状纱布卷，协助左手，将食管展开。术者左手钳子抓持切开的右侧膈肌脚的腹侧部分，向患者右侧牵拉，沿膈肌脚的背侧进行游离。

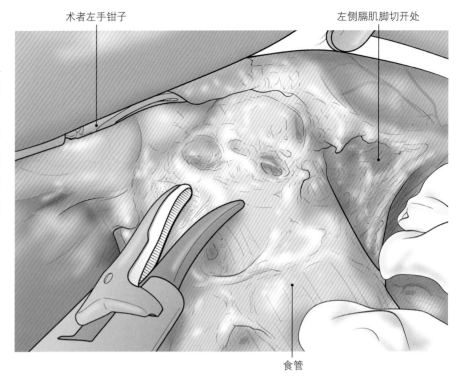

术者左手钳子　　　　　　　左侧膈肌脚切开处

食管

6 心下囊的开放与切开

沿右侧膈肌脚的肌束进行游离，到达心下囊，开放心下囊，可透过心下囊见到右侧胸膜与食管。首先，切开心下囊腹侧的膜。

要点

1. 为避免打开右侧胸腔，开放心下囊，保持右侧胸膜附着在心下囊的右侧，也就是说，靠近胸膜处不进行剥离，仅切开其腹侧部分。

2. 然后，沿右侧胸膜剥离淋巴组织。这样，心下囊与游离层之间形成圆形的窗口，在气腹压力的作用下，头侧的游离就比较容易。

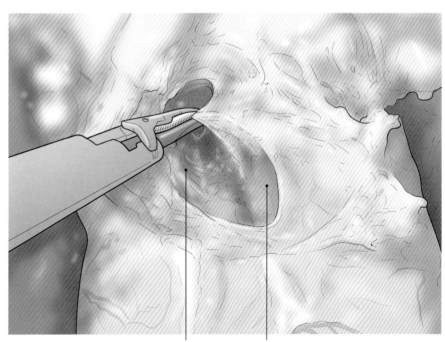

右侧胸膜+心下囊　　　食管

7 心下囊背侧的切开

切开心下囊背侧的膜。沿心下囊贴近胸膜的部分向头侧切开。这样，即可见到包含No.112Ao淋巴组织，在气腹压力作用下，可见到No.112Ao与主动脉之间的可分离层面。

> **要点**
> 1. 沿胸膜+心下囊形成的背侧切开线切开心下囊。
> 2. No.112Ao淋巴组织腹侧有心下囊附着，其右侧边界是右侧胸膜，背侧边界是主动脉，左侧边界是左侧胸膜。

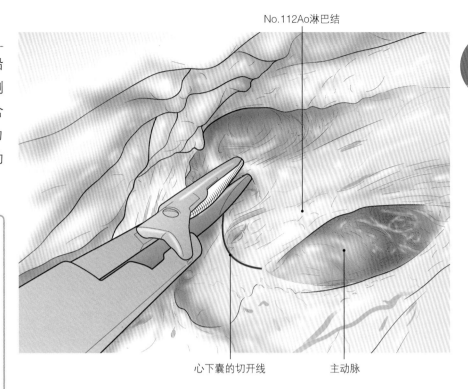

No.112Ao淋巴结

心下囊的切开线　　　　主动脉

沿主动脉、右侧胸膜，向头侧剥离No.112Ao淋巴结。进而向左侧剥离，经主动脉左侧到达左侧胸膜。

> **要点**
> 1. 术者左手将食管自背侧向腹侧推压，可见到淡淡的可分离层面。
> 2. 分离时，辨认微细的血管，食管固有动脉用能量器械凝闭、离断或上夹子后离断。

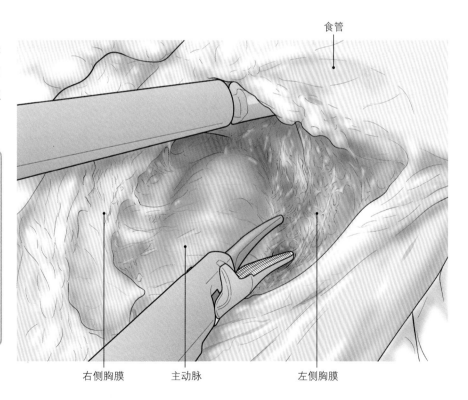

食管

右侧胸膜　　　　主动脉　　　　左侧胸膜

术者左手钳子抓持清扫的组
织，沿左侧胸膜剥离。将清扫的
组织在可及范围内向腹侧上提。

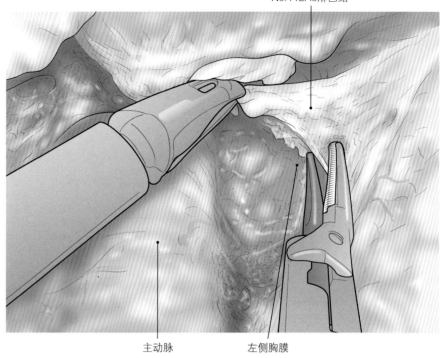

No.112Ao淋巴结

主动脉　　　左侧胸膜

在继续向头侧游离时，助手
右手钳子抓持纱布，将食管自背
侧向腹侧推压，确保术野。

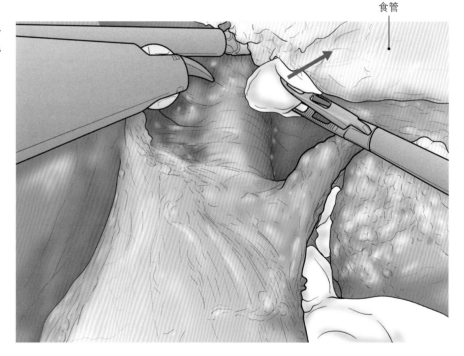

食管

8 No.110～No.112淋巴结清扫

助手左手钳子抓持胃小弯组织，向尾侧牵拉，右手钳子持球状纱布卷，将食管向尾侧、背侧推压。沿胸膜剥离，避免损伤胸膜。辨认左肺后，沿左肺进行游离。

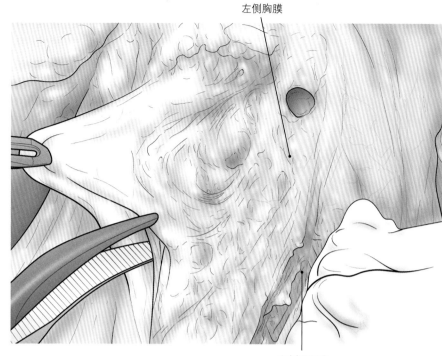

左侧胸膜

左侧膈肌脚

如肿瘤位置高，需清扫No.112pulL淋巴结，则切开左侧胸膜，进入左侧胸腔。沿左侧切开胸膜至下肺静脉水平。

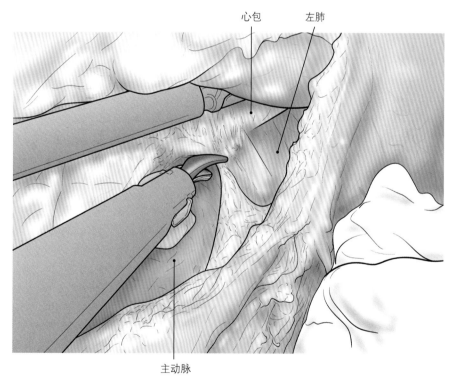

心包　左肺

主动脉

- No.110淋巴结清扫

　　助手持纱布，协助持续牵拉食管。术者提起膈肌脚，沿膈肌脚剥离至心包。到达心包后，沿心包向左右游离。

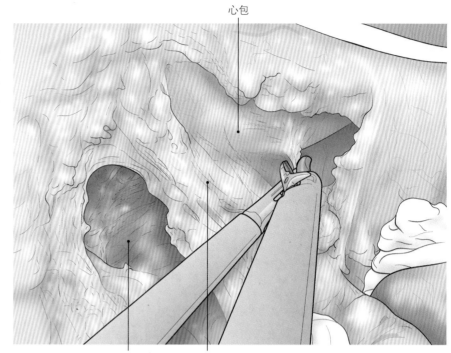

心包

主动脉　　No.110淋巴结

• No.111淋巴结清扫

　　同样进行术野展开，沿右侧膈肌脚、膈肌进行游离。切开膜状组织，清扫组织可逐渐提出来，可见心包或下腔静脉。助手或术者左手牵拉组织，尽量于右侧用能量器械离断。

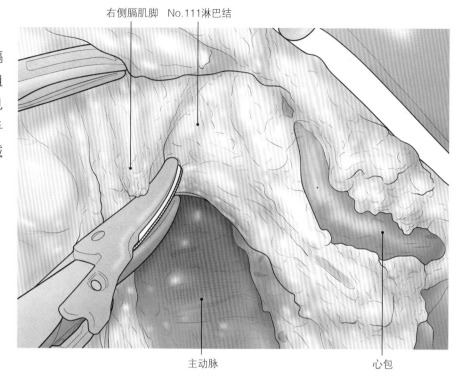

右侧膈肌脚　No.111淋巴结

主动脉　　　　　　　心包

　　继续沿心包向头侧游离。利用心窝部插入的钳子推压心包，确保术野。术者抓持牵拉清扫组织，在心包后方可分离层面内，用能量器械离断组织。

要点

1. 向头侧游离时，心脏推挡也向头侧移动。
2. 利用心窝部插入的钳子，通过硅胶碟，根据心跳节律，轻轻推挡。强力、持续的推挡容易导致低血压，务必注意。

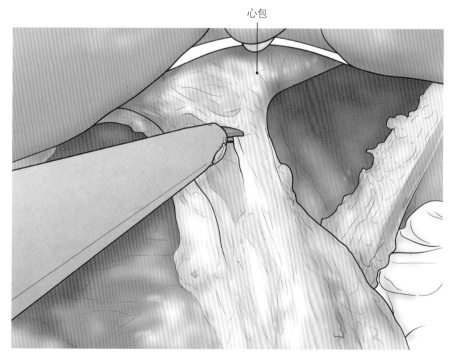

心包

• No.112puIL淋巴结清扫

随着游离向头侧、左侧推进，可见No.112puIL淋巴结。将左侧下肺静脉作为清扫的头侧边界，用能量器械离断组织。此时，术者抓持淋巴组织向尾侧牵拉。

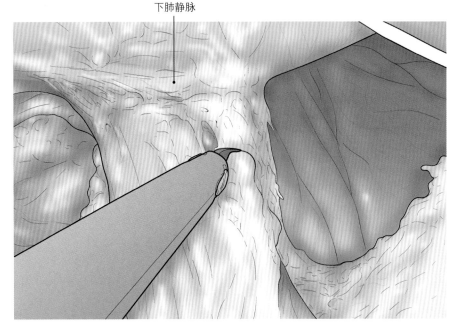

下肺静脉

设定头侧边界后，术者左手牵拉No.110、No.111、No.112puL淋巴组织，将其自食管右侧剥离。助手用抓持纱布的钳子使食管直线化。

> **要点**
>
> 1. 确认下肺静脉后，不继续深入，而是从尾侧进行剥离。
> 2. 将淋巴组织自肿瘤口侧的食管周围剥离，则头侧边界的组织连通。

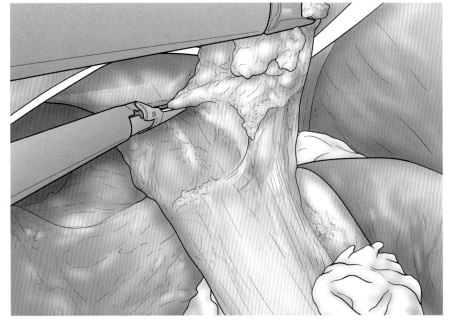

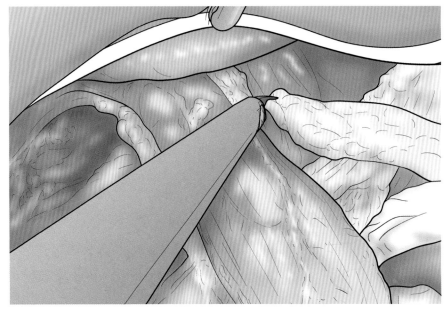

下肺静脉

9 自食管剥离No.112Ao 淋巴组织

同样，术者左手钳子抓持牵拉淋巴组织，助手左手钳子抓持小弯侧组织，利用右手抓持纱布的钳子展开术野。

1. 将淋巴组织自食管剥离、离断时，助手将食管直线化的操作很重要。
2. 牵拉时如同将食管自纵隔内向外拔。

下纵隔淋巴结清扫完成图 ▶

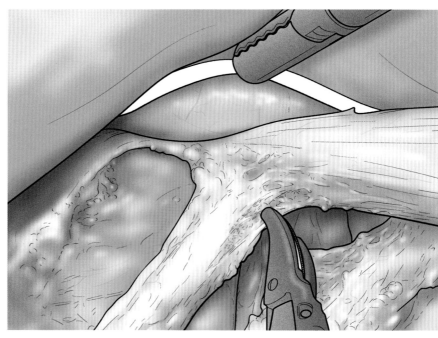

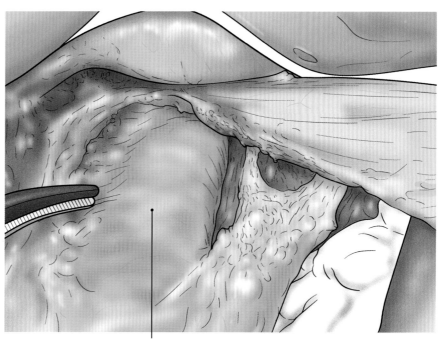

主动脉

10 食管离断

确保肿瘤上缘2cm的外科切缘，采用直线闭合器离断食管。如肿瘤位置高，则需在纵隔内离断。

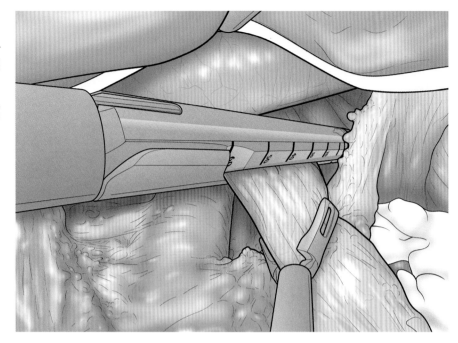

11 完成下纵隔清扫

清扫的边界：后侧为主动脉，右侧为右侧胸膜，左侧为左侧胸膜，头侧为下肺静脉，完成下纵隔清扫。

要点

1. 左侧胸膜往往附着于切除侧，左侧胸腔被打开。
2. 考虑到随后的吻合操作，有时主动打开左侧胸腔。

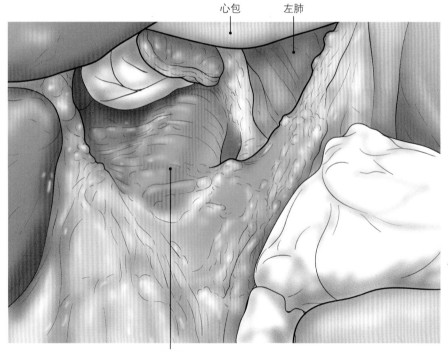

心包　左肺

主动脉

幽门下动静脉周围No.6淋巴结清扫新方法

比企　直樹

1　开放网膜囊

助手双手钳子将胃网膜右动静脉血管蒂呈斗篷状上提，与术者左手钳子制作倒三角形的操作面，在无血管处开放网膜囊。

要点

1. 从中线附近开始将胃网膜右动静脉血管蒂呈斗篷状上提。
2. 最初从胃网膜右动静脉血管蒂附近进入网膜囊。
3. 一旦进入了网膜囊，则于距胃网膜右动静脉一定距离处切开大网膜。
4. 避免损伤大网膜后面附着的横结肠或结肠系膜，从里到外仔细观察大网膜，确定切开线。

2　结肠游离

在结肠上缘将表层的膜切开后，结肠的脂肪与边缘血管就会很清楚，避免损伤血管及切开脂肪。将结肠与十二指肠之间分开。重复这一操作，直至后腹膜，将十二指肠与结肠完全分开，完成结肠的游离。

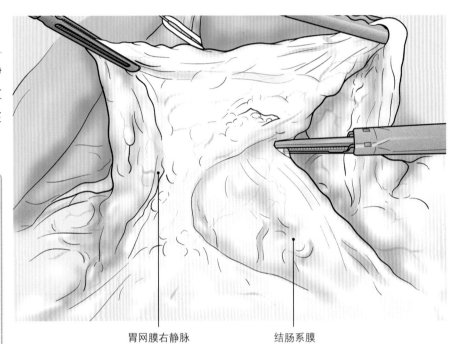

胃网膜右静脉　　　　　结肠系膜

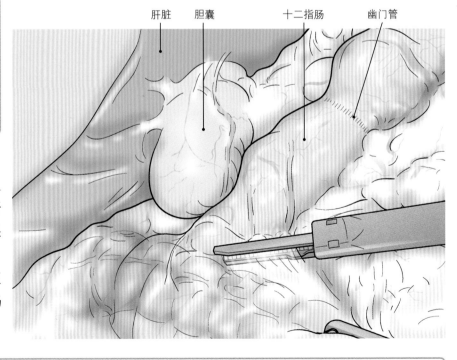

肝脏　胆囊　　　　　十二指肠　　　幽门管

要点

只要确保透过组织可见超声刀垫片，则不会损伤胰腺、十二指肠及结肠等重要组织。

3 No.6淋巴结清扫下缘的决定

为确定No.6淋巴结清扫的下缘，助手左手将胃网膜右动静脉血管蒂倒向患者左侧60°方向，术者左手、助手右手展开如同三角形底边。将膜逐一打开，确保膜后方的空间，用超声刀将膜切开。

1. 务必确认膜后的空间，为插入超声刀垫片面，事先用尖细的分离钳进行分离。
2. 如果需要将器械滑入膜后的空间，则应保持组织没有移动。如发生组织移动，则往往容易撕扯到细小的血管，应在精细调整角度后，再次插入器械。

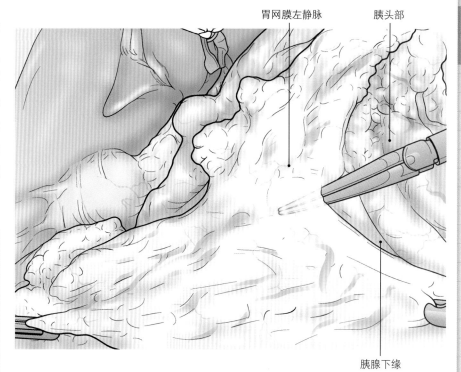

胃网膜左静脉　　胰头部

胰腺下缘

4 处理膜内的细小血管

如可确认膜后的空间，则在切开膜的时候，确切处理膜内的细小血管，从而避免出血。

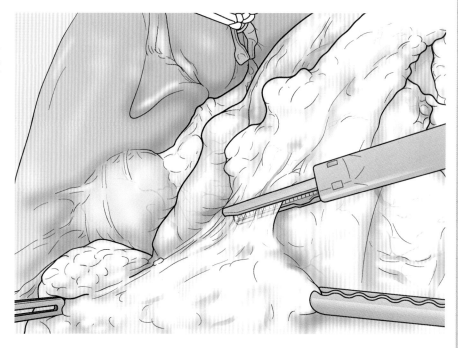

5 显露胰十二指肠前上动脉

重复操作，将膜切开，直至显露胰十二指肠前上静脉，在可见到该静脉处，定为No.6淋巴结清扫的下界。

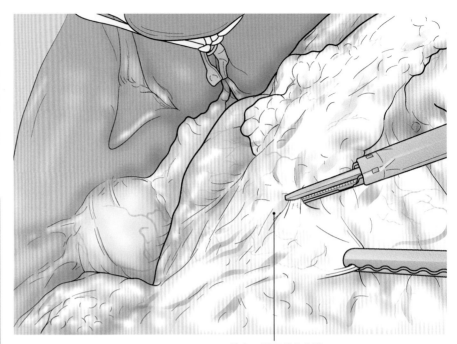

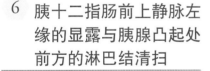

1. 在靠近胃网膜右动静脉血管蒂附近操作时，助手左手钳子将血管蒂成近乎90°的角度上提，在靠近十二指肠操作时，将血管蒂斜倾30°～60°。

2. 术者超声刀杆有时会擦及胃网膜右静脉，如超声刀杆在视野外面如琴弦一样擦到血管，就可能导致大出血。这种出血最危险，且控制困难，故在靠近十二指肠操作时，应充分避免超声刀杆在该处可能造成损伤。

胰十二指肠前上静脉

6 胰十二指肠前上静脉左缘的显露与胰腺凸起处前方的淋巴结清扫

助手左手钳子将胃网膜右动静脉血管蒂成90°～110°上提，即向患者右侧上提，则术者可切开胃网膜右动静脉左侧的组织。

胃网膜右静脉

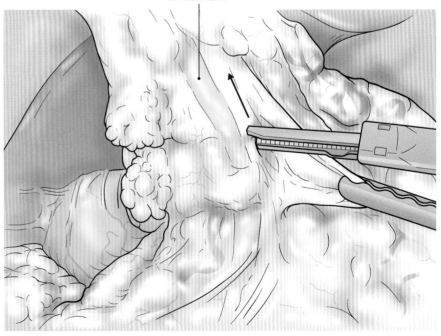

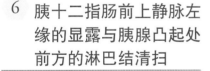

术者左右手交锁，如左手将抓持组织向上方提，则可避免器械之间的干扰。

7 从前方显露幽门下动脉

　　助手左手肠钳向患者左侧15°推压，展开幽门。以此为顶点，助手右手钳子、术者左手钳子将膜状结构呈三角形展开，逐一将膜切开。由于深面存在幽门下动静脉，故小心用分离钳确认后面的空间，避免损伤幽门下动静脉，用超声刀将膜切开。见到幽门下动静脉的全貌后，结束该处的操作。

将超声刀的垫片面插入膜的后方时，不是在切开线处直接插入，而是在组织最疏松处插入后向切开线处移动。

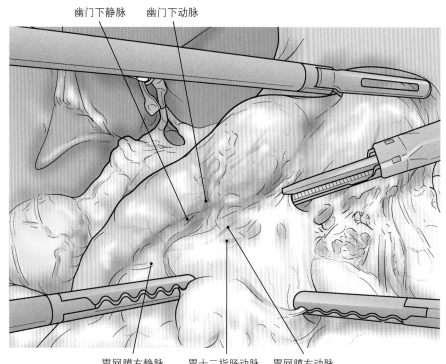

幽门下静脉　幽门下动脉

胃网膜右静脉　胃十二指肠动脉　胃网膜右动脉

8 胃网膜右静脉的离断

切开胃网膜右静脉右侧的膜，注意进入胰腺的细小血管，用分离钳全周游离后，上夹子，用超声刀离断胃网膜右静脉。

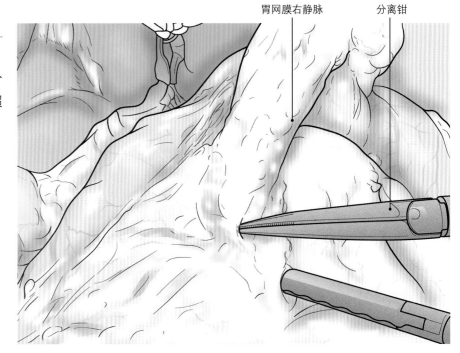

胃网膜右静脉　分离钳

要点

在胃网膜右静脉无胰腺支的部位，用分离钳贯通后，上下滑动分离钳以扩大贯穿孔，如有阻力则立即停止。如用钳子纵向撑开，则可撕裂胰腺分支，发生危险。

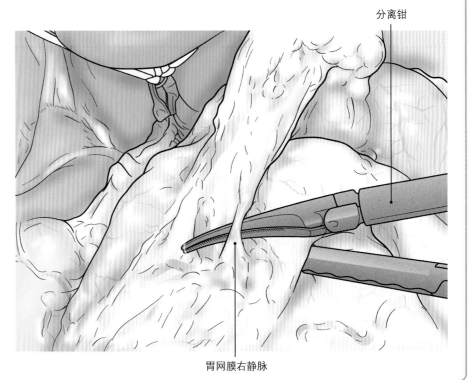

分离钳

胃网膜右静脉

9 幽门下动静脉根部的处理

处理胃网膜右动脉时，由于幽门下动脉发生的细小分支很多，走行复杂，因此这些分支容易出血。我们的做法是，首先找到幽门下动静脉的根部，先行处理，以最大限度减少出血。助手左手钳子将胃网膜右动静脉血管蒂朝患者左侧60°方向上提，助手右手肠钳小心抓持十二指肠的胰头部对侧，使幽门下动静脉血管蒂直立向上（腹侧）展开。离断幽门下动静脉的分支，显露主干，分别上夹子后用超声刀离断。

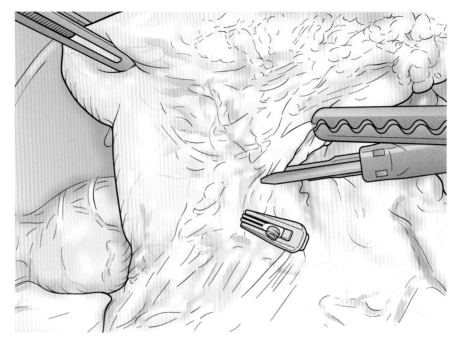

要点

1. 助手将幽门下动静脉如同树木直立一般展开，则处理较容易。
2. 先保留主干，利用分离钳与超声刀将其分支逐一小心处理，最后在主干后方制作充分的空间后加以处理。

10 幽门下静脉的处理

避免损伤胰腺，找到幽门下静脉的根部，用超声刀于根部离断。

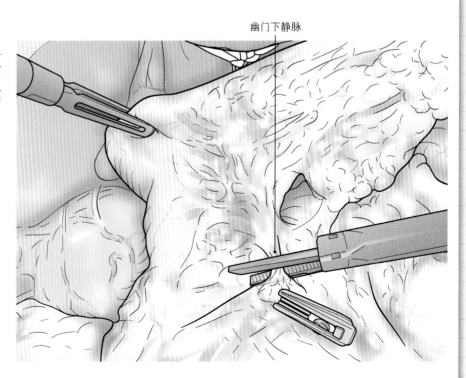

幽门下静脉

11 幽门下动脉的处理

幽门下动脉80%发自胰十二指肠前上动脉，于其根部上夹子后用超声刀离断。其余20%的患者发自胃网膜右动脉，对于这类患者，在胃网膜右动脉发出幽门下动脉之前一并处理即可。

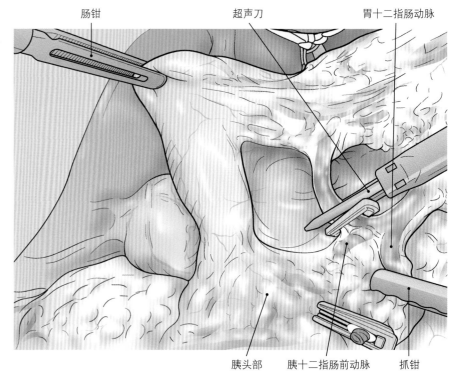

肠钳　　超声刀　　胃十二指肠动脉

胰头部　胰十二指肠前动脉　抓钳

12 胃网膜右动脉的处理

对于已经显露的胃网膜右动脉，上夹子后用超声刀离断。

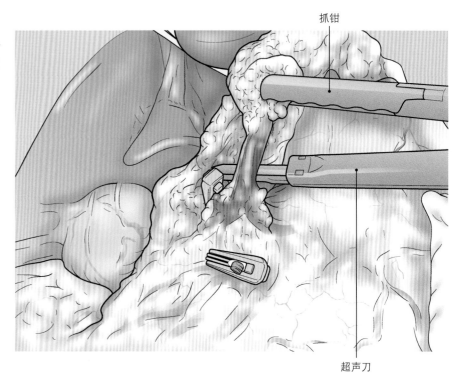

抓钳

超声刀

13 离断胃网膜右动脉

如右图所示。

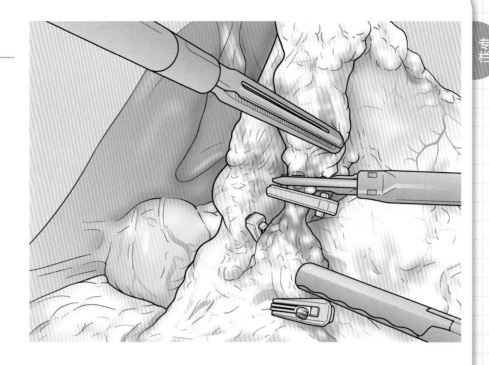

避免胰漏

熊谷　厚志

胰漏是胃癌术后具有代表性的并发症，根据对NCD（National Clinical Database，日本全国临床数据库）的分析，腹腔镜下胃切除术后胰漏发生率高于开腹胃切除术。胃癌术后胰漏发生的原因很多。在腹腔镜下胃切除术开展的初期，大多数人认为超声刀热损伤是胰漏发生的可能原因。其次，在清扫No.6淋巴结时，贴近胰腺表面或进入偏深的层面操作也被认为是导致胰漏的原因。此外，在胃癌手术清扫胰腺上缘时，须牵拉、压迫胰腺，过度压迫可导致胰腺损伤，也是发生术后胰漏的原因。

刚开展腹腔镜下胃切除术时，采用钳子直接压迫胰腺，后来，为避免胰腺损伤，改用纱布或海绵压迫胰腺的方法。尽管有意识地采用这类避免胰腺损伤的方法，严重的术后胰漏依然并不少见。Ida等采用胰酶特异性反应荧光素实验，发现在气腹状态下，通过纱布压迫猪胰15min，就足以发生严重的胰漏。由此可知，哪怕是使用纱布或海绵压迫胰腺的方法也应避免。根据这一结果，2016年笔者采用了不触碰胰腺的胰腺上缘淋巴结清扫方法。其方法是，助手将胰腺下缘的脂肪组织向尾侧牵拉，或抓持牵拉肝总动脉或脾动脉的伴行神经以展开胰腺上缘的术野。采用这一方法，术后引流液淀粉酶浓度及包括术后胰漏在内的炎症性并发症发生率明显下降。目前，该方法已成为笔者所在单位（癌研有明病院）胰腺上缘淋巴结清扫的标准方法。

2005—2018年，在癌研行腹腔镜下胃切除术的3472名胃癌患者中，Clavien-Dindo分级2级以上的胰漏发生率为4.2%（146/3472），3级以上胰漏发生率为2.1%（68/3187）。在未采用新方法（不压迫胰腺）胰腺上缘淋巴结清扫以前的2015年，胰漏的发生率是2级以上8.6%（28/324），3级以上4.6%（15/324）。在不压迫胰腺的胰腺上缘淋巴结清扫法标准化后的2018年，腹腔镜下胃切除术几乎均采用了该方法，胰漏发生率明显减少，2级以上为1.4%（4/285），3级以上为1.1%（3/285）。

从腹腔镜下胃切除术开展初期的钳子压迫胰腺，经历注意避免胰腺损伤但仍采用纱布或海绵压迫胰腺的时代，到现在的胰腺无触碰胰腺上缘淋巴结清扫，逐步在克服腹腔镜下胃切除术的缺点——胰漏。

▶参考文献

[1] Hiki N, Honda M, Etoh T, et al: Higher incidence of pancreatic fistula in laparoscopic gastrectomy. Real-world evidence from a nationwide prospective cohort study. Gastric Cancer 2018; 21: 162-170.

[2] Ida S, Hiki N, Ishizawa T, et al: Pancreatic Compression during Lymph Node Dissection in Laparoscopic Gastrectomy: Possible Cause of Pancreatic Leakage. J Gastric Cancer 2018; 18: 134-141.

[3] Tsujiura M, Hiki N, Ohashi M, et al: "Pancreas-Compressionless Gastrectomy": A Novel Laparoscopic Approach for Suprapancreatic Lymph Node Dissection. Ann Surg Oncol 2017; 24: 3331-3337.

2. 重建方法
腹腔镜下远端胃切除术（LDG）
Billroth-Ⅰ重建（改良Delta吻合）

木下　敬弘

1　十二指肠离断

在离断十二指肠前，首先处理大弯侧、小弯侧的汇入血管，使球部有足够的保留长度。立于患者右侧的术者右手钳子抓持胃窦后壁大弯侧、左手钳子抓持胃窦前壁，向腹侧上提，将球部展开。立于患者左侧的助手，自左手侧的穿刺器插入闭合器（通常为60mm），如无十二指肠浸润，则紧贴幽门下闭合、离断十二指肠。原本的Delta吻合，是沿十二指肠的前后方向离断，而改良Delta吻合是尽量切除整个十二指肠断端，故不必拘泥于一定要在前后方向离断十二指肠。

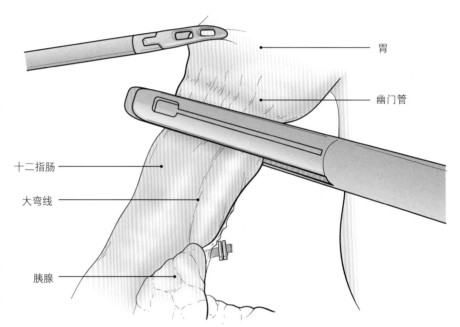

胃

幽门管

十二指肠

大弯线

胰腺

要点

1. 插入闭合器后，幽门的正确位置就可能难以辨认了，故在插入闭合器之前，采用甲紫等对幽门下方的预定离断部位进行标记则辨认较容易。

2. 是否使用闭合器的关节功能，应视情况而定。术中判断的前提是，闭合器离断时应垂直肠管长轴。

3. 离断十二指肠前，将其与胆囊的粘连进行分离，则十二指肠上提活动度增加，随后的一系列操作也较容易。

2 胃的离断

根据病变的部位、范围及浸润深度，在腹腔内将胃离断。胃离断后，将残胃大弯侧向十二指肠方向牵拉，十二指肠断端向残胃方向牵拉，确认是否可在适当张力下进行Billroth-Ⅰ重建。

要点

如认为张力过大，则可通过离断胃短动静脉、分离残胃周围的粘连等减少张力。如仍无法解决，则考虑改行Roux-en-Y吻合。

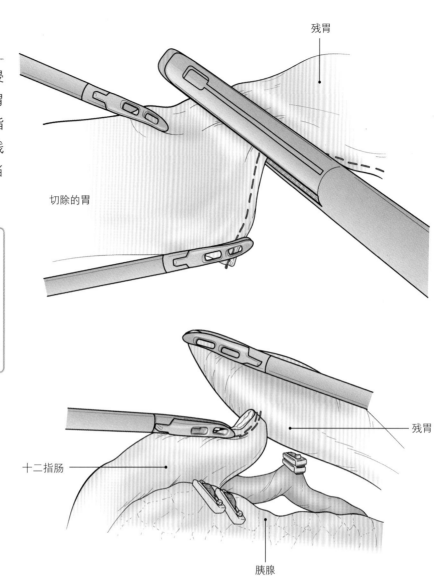

残胃

切除的胃

十二指肠

残胃

胰腺

3 残胃大弯侧与十二指肠 后壁侧开小口

术者与助手配合，呈三角形牵拉，使闭合线的拟切除处位于三角形的顶点。术者用通电剪刀，去除闭合线约1cm，做小开口。小开口做好后，插入吸引器，吸除消化道内容物，并确认小开口的大小。

> **要点**
>
> 理想的小开口应避免过大或过小，切除闭合线约1cm为宜。

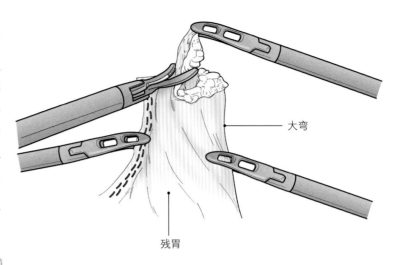

大弯

残胃

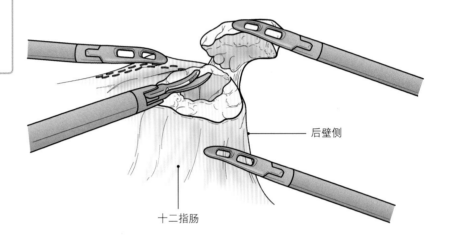

后壁侧

十二指肠

4 闭合器插入残胃侧

术者用双手钳子将残胃离断线呈直线展开，助手左手穿刺器插入45mm直线闭合器，右手无损伤钳将残胃的小开口扩大至正好可插入闭合器的头端。将闭合器的钉仓侧保留于残胃内，将后壁假夹闭，假夹闭线与胃的离断线之间的距离约2cm。

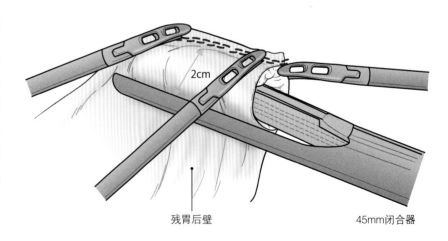

2cm

残胃后壁

45mm闭合器

> **要点**
>
> 1. 将残胃断端呈直线展开很重要，同时将残胃置于稍偏头侧处，则闭合器插入较容易。
> 2. 接下来，为便于对后壁进行假夹闭，将闭合器的钉砧侧向残胃后壁旋转，将钉仓侧插入残胃。

5　闭合器插入十二指肠侧

闭合器夹住残胃，向十二指肠侧移动。记住残胃与十二指肠的闭合部位是"沿朝向胃右动脉断端夹子的方向"。闭合器在该线的尾侧等待吻合。术者双手钳子抓持十二指肠断端向腹侧上提，然后向"沿朝向胃右动脉断端夹子的方向"移动。助手将闭合器的钉砧侧缓慢插入十二指肠的小开口。同时，术者将十二指肠向尾侧移动，如同将其套至闭合器上。由于改良Delta吻合需一并切除十二指肠断端，故尽量将十二指肠断端靠近闭合器一侧（缝合线）。将残胃离断线向前壁侧展开，使之与缝合线距离约2cm。

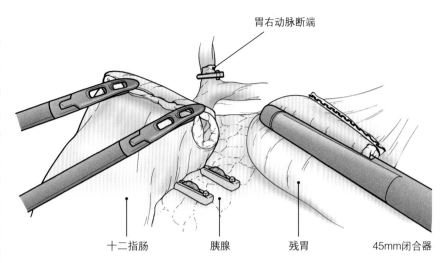

胃右动脉断端

十二指肠　　　胰腺　　　残胃　　　45mm闭合器

要点

1. 如闭合器无法充分插入十二指肠，往往是由于闭合器头端顶住了组织，应稍回退，确认闭合器的方向后重新插入。
2. 不一定需要将45mm闭合器全部插入，但至少应插入40mm以上，以避免狭窄。

6　残胃与十二指肠吻合

闭合器插入残胃与十二指肠的同一水平后夹闭闭合器。如残胃与十二指肠插入不在同一水平，则将闭合器反复打开、关闭，进行微调，使两者位于同一水平。虽然过于追求同一水平可能出现闭合器的轴发生捻转，但应记住闭合方向一般是"朝向胃右动脉断端夹子的方向"。闭合器激发时，注意避免晃动，并保持胃、十二指肠插入长度一致。移除闭合器后，用吸引器吸引内腔，闭合线如有小的出血，则用柔凝止血。

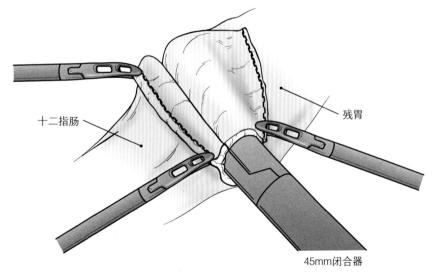

十二指肠　　　　　　　　　残胃

45mm闭合器

要点

1. 这一过程是三角吻合最紧张的场面，闭合器很容易朝向十二指肠侧，故应时刻有意识地使之"朝向胃右动脉断端夹子的方向"。
2. 移除闭合器时，处于稍闭合状态时移除更容易，且可使共同开口较小。

7 共同开口临时闭合（假闭合）

用3-0单股线将共同开口间断缝合3针，进行临时关闭。临时闭合的方向应该是使胃十二指肠闭合线呈V形展开的方向。缝合顺序是首先缝合后壁侧，再缝合前壁侧，最后缝合两者之间。缝合线用于牵引，故剪线时留2cm长度。

 要点

关闭共同开口时，容易出现吻合口漏的部位是十二指肠的后壁侧。缝合中间牵引线时，应使该处可被确切牵拉。

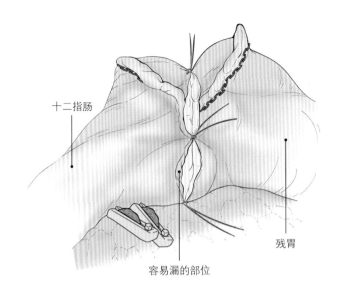

十二指肠

容易漏的部位

残胃

8 共同开口的关闭（第1枪）

助手右手钳子持最后壁侧的牵引线，术者左手钳子持最前壁侧的缝合线，将共同开口的闭合线拉直。助手左手插入45mm闭合器，最大限度地向腹侧屈曲，有意识地仅闭合30mm，夹闭拉直的闭合线。

要点

1. 十二指肠断端分2次切除，故第1枪先有意识地闭合断端的近侧。
2. 第1枪尽量少切除肠壁，以防止狭窄。

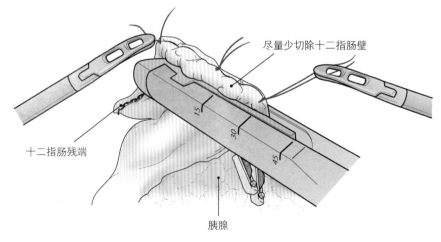

尽量少切除十二指肠壁

十二指肠残端

胰腺

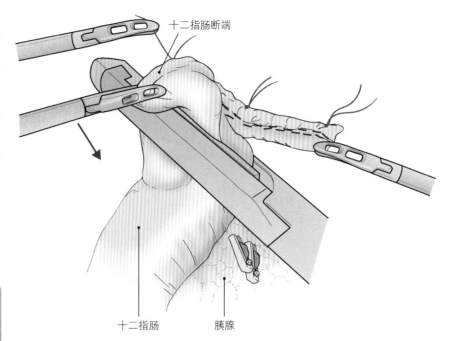

 9 共同开口的关闭（第2枪）

助手右手钳子抓持此前离断的组织，左手插入60mm闭合器，术者左手钳子牵拉最前壁侧的缝合处，右手钳子抓持十二指肠断端并进行调整。闭合器多次反复夹闭、松开，寻找最佳夹闭部位。最终将夹闭部位调整至贴近残胃十二指肠缝合线或稍偏胃侧。

要点

1. 如朝十二指肠侧闭合，则会形成dog-ear。术者右手钳子将抓持的十二指肠断端向后壁侧调整，则闭合线较易朝向残胃侧。

2. 第2枪切除的肠管多少对狭小的发生没有影响，不必在意。

10 空气测漏试验

吻合完成后，用吸引器管全周检查吻合口状态。如有不放心之处，则间断缝合加强。经鼻胃管注入50mL空气进行测漏试验。

要点

仔细观察闭合线，如有不放心之处，则全层缝合进行加强。一般不采用浆肌层缝合，因针数较多可能导致狭窄。

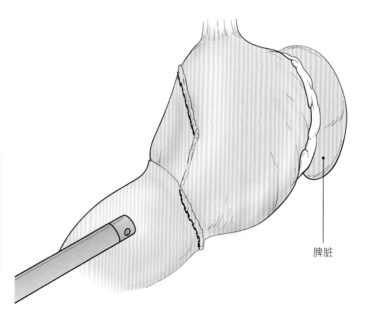

11 放置引流管

经右侧肋弓下穿刺孔放置
19Fr闭式引流管。可从大弯侧通
过吻合口背侧放置于胰腺上缘
（路径①），也可经小弯侧放置
于胰腺上缘（路径②）。根据情
况，选择自然状态的路径就可以。

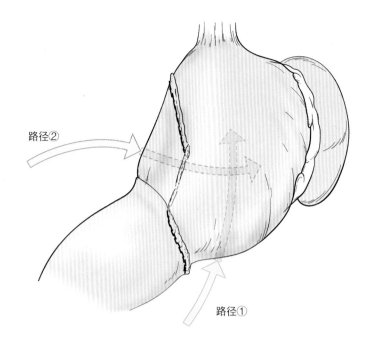

路径②

路径①

2. 重建方法

腹腔镜下远端胃切除术（LDG）
Billroth-Ⅰ重建（新三角吻合）

大森　健

腹腔镜下远端胃切除术残胃十二指肠Billroth-Ⅰ重建，由于只有一处吻合，食物通过十二指肠更符合生理，且手术操作简便，被广泛采用。体内Billroth-Ⅰ重建的代表方法是前述的Delta吻合，但为尽量减少闭合线交汇处或闭合线之间血流不足之处，笔者将开腹手术中一直采用的三角吻合加以改良，以便于体内完成，成为新三角吻合（Intracorporeal triangular anastomotic technique，INTACT）（Billroth-Ⅰ重建）。它的特点是：①无扭转；②无血流不良的部位；③吻合完成后为端端吻合。

1　十二指肠周围血管的处理

自背侧处理十二指肠头侧的血管。助手右手通过纱布将胃上提，左手抓持、上提十二指肠。

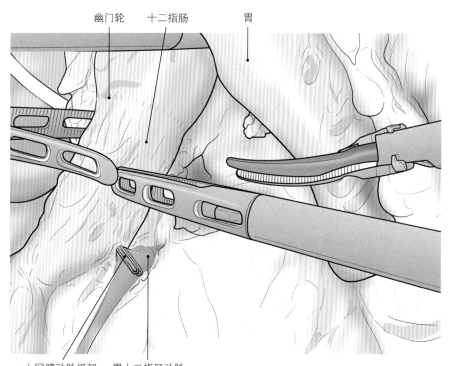

幽门轮　　十二指肠　　　　　胃

大网膜动脉根部　胃十二指肠动脉

处理走向十二指肠的血管，术者左手钳子插入胃右动脉与十二指肠之间的间隙，进行游离。

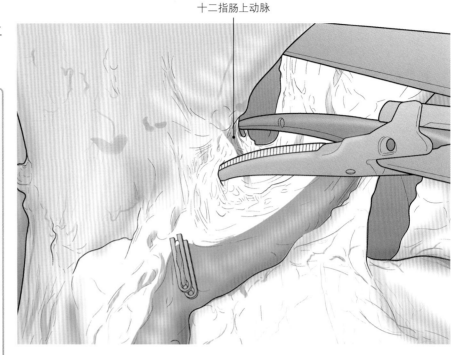

十二指肠上动脉

要点

1. 处理十二指肠周围血管时比较容易出血，故应明确辨认血管，用能量器械确切夹住血管后再进行离断。
2. 术野展开方法有本文所说的从背侧入路与从腹侧入路2种。为了在离断十二指肠以前不变换术野，连贯操作，故我们采用背侧入路的方法。当然，在遇到术野不良或出血时，在十二指肠背侧放置纱布，改行腹侧入路。

2 离断十二指肠

新三角吻合（INTACT）的原法是从尾侧向头侧方向离断十二指肠（胃大弯侧向小弯侧方向）。不过，如同Delta吻合一样，从背侧向腹侧方向离断也毫无问题。

助手右手抓持胃的大弯侧，朝患者左侧斜向上提，助手右手抓持小弯侧。术者右手钳子插入十二指肠与胃右动脉之间的间隙作为指引，术者左手滑入直线闭合器，离断十二指肠。

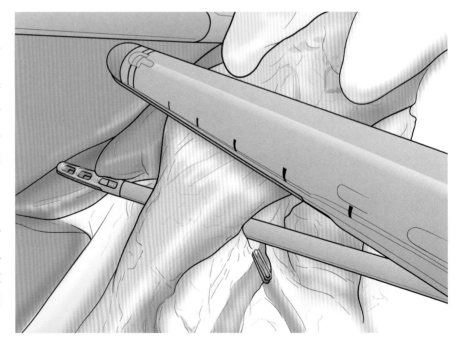

要点

1. 确切处理十二指肠周围的血管，十二指肠离断的残端应有足够长度。
2. 离断方法不必严格按照原法进行，不必过于拘泥于原法。

3 十二指肠断端开口

助手左手钳子抓持十二指肠断端尾侧，右手钳子抓起头侧，配合适应术者右手能量器械的方向，术者左手钳子抓持十二指肠，用能量器械切开十二指肠断端尾侧，做开口。

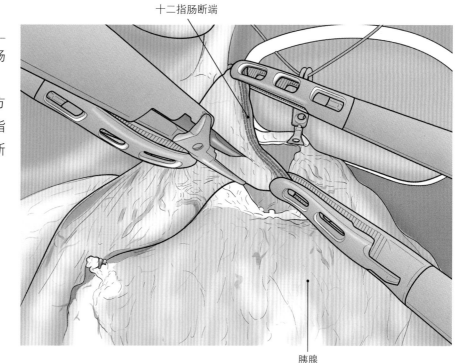

十二指肠断端

胰腺

吸引器吸掉十二指肠内容物，并确认十二指肠的内腔走行及闭合器插入的方向。

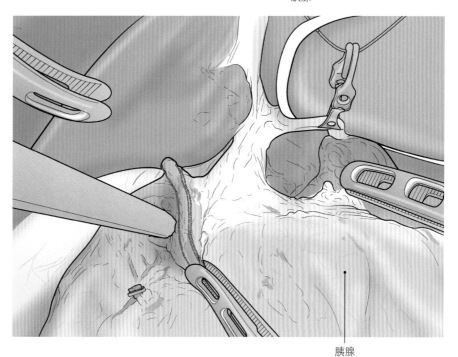

十二指肠断端

胰腺

4 残胃做小开口

术者左手抓持胃的断端,助手抓持大弯侧的胃壁,用能量器械平行残胃的闭合线开小口,用吸引器吸出胃内容物。

> **要 点**
>
> 残胃开口时,保留胃断端的闭合线,在随后插入闭合器时,可用于牵拉,非常方便。

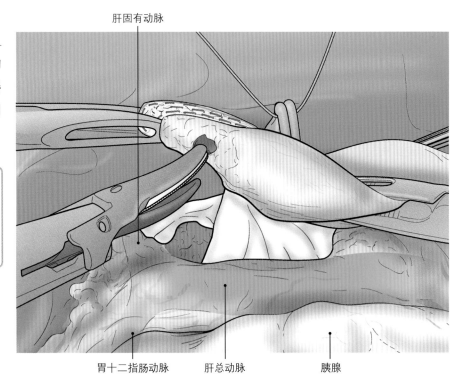

肝固有动脉

胃十二指肠动脉　　肝总动脉　　　胰腺

5 残胃插入闭合器

助手继续用右手抓持残胃大弯,术者左手抓持胃断端的闭合线,助手左手操作闭合器,将闭合器钉仓插入残胃开口。

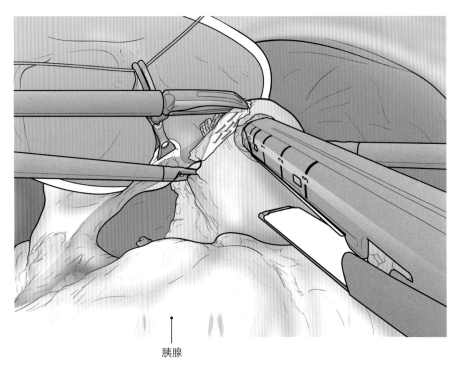

胰腺

术者将所抓持的闭合线断端
交给助手左手。距离胃断端约
1cm，近乎平行闭合线插入闭合
器，夹住胃后壁。

> **要点**
>
> 1. 闭合器插入残胃时，站在
>   患者左侧操作更容易。
> 2. 闭合器平行胃断端闭合
>   线，故将胃的旋转控制在
>   最小范围内。

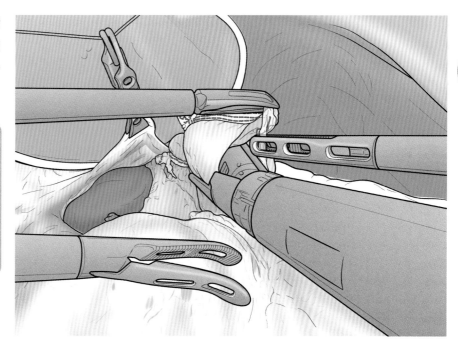

6 闭合器插入十二指肠

保持闭合器处于夹闭状态，
向患者右侧朝十二指肠平行移
动。移动的目标是上腹中央，即
向右侧移动至肝圆韧带水平，助
手在原位待命。术者右手抓持
十二指肠断端开口处，左手抓持断
端头侧，以备闭合器插入十二指
肠开口。

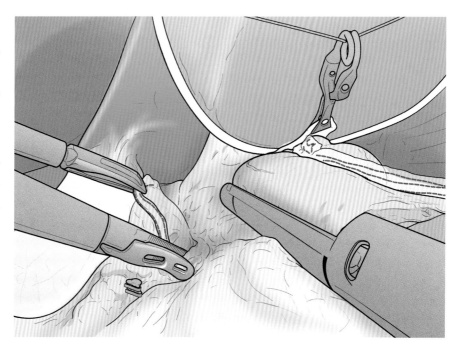

张开闭合器，将钉砧侧插入
十二指肠。在闭合器插入时，术
者左手钳子将十二指肠断端上
提，以适应闭合器的插入方向。

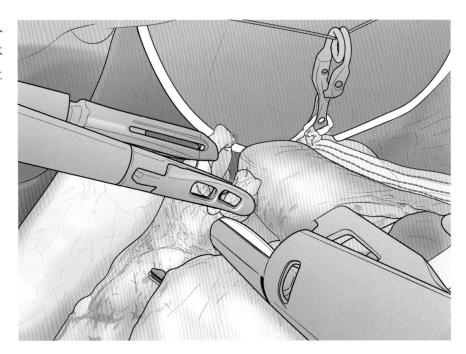

闭合器插入约40mm，大致平
行闭合线并旁开约1cm，夹闭闭合
器。

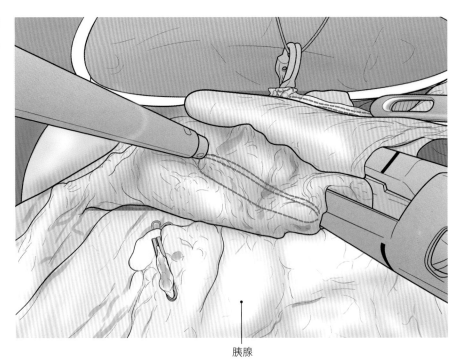

胰腺

7 第一次闭合（V形吻合）

术者、助手确切抓持共同开口的胃侧与十二指肠，避免扭转，激发闭合器，完成十二指肠残胃的V形吻合。止血、检查吻合口。

要点

1. 使胃与十二指肠的插入距离一致。如距离不一致，在关闭共同开口时必须进行调整。

2. 即使两者距离一致，在激发时也可能导致组织回缩，应确切抓持残胃与十二指肠壁，缓慢激发。

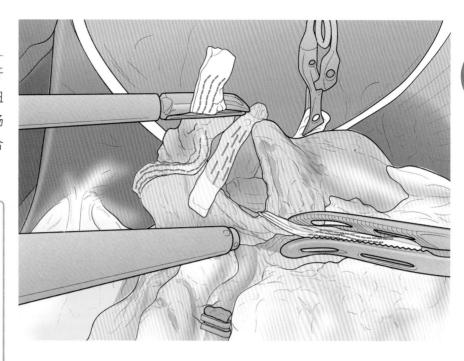

各论

2. 重建方法　腹腔镜下远端胃切除术（LDG）　Billroth- I 重建（新三角吻合）

115

8 共同开口假关闭，缝合牵引线

在共同开口的下侧、中央及上侧各缝合一针作为牵引。

助手右手抓持并上提共同开口的上端，经左手穿刺孔置入缝合线（在笔者所在医院，仅助手左手穿刺器为12mm，其他穿刺器均为5mm）。

• **下侧的牵引线**

术者左手抓持共同开口下端并上提，从患者右侧向左侧方向进针，缝合打结。

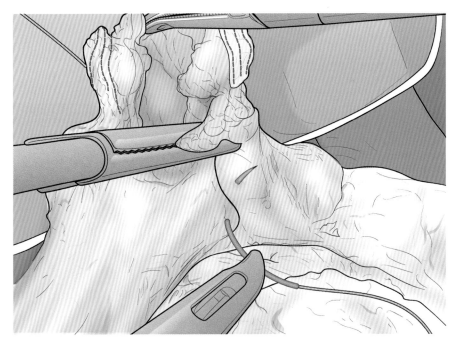

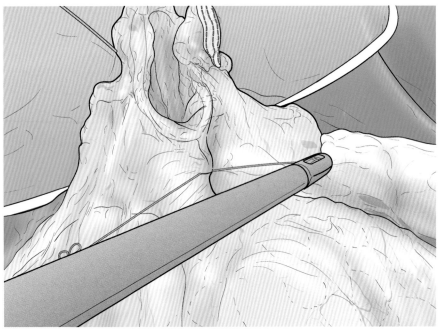

- **中央的牵引线**

在缝合中央的牵引线时，助手右手抓持并上提共同开口上端，左手将上述的下侧牵引线向尾侧牵拉。同样再从十二指肠侧自右向左进行缝合。

胃侧的缝合超过能量器械切开的开口前端，进行缝合打结。

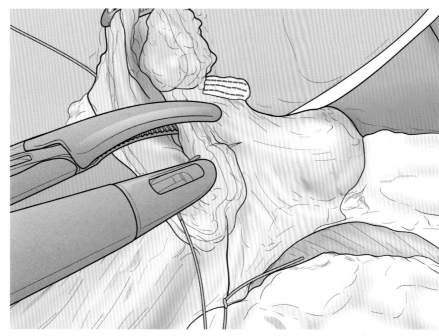

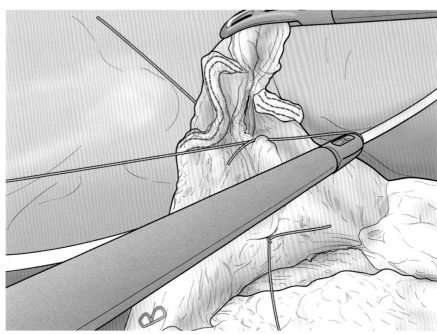

• 上端的牵引线

在预置共同开口上侧牵引线时，由于十二指肠断端最终需切除，故在上端偏头侧处、V形吻合的远侧进行缝合。助手左手抓持共同开口的胃壁，向尾侧牵拉。术者左手抓持十二指肠断端，右手在十二指肠断端的上端水平进行缝合。此时，不同于下端于中央的缝合，从患者左侧向右侧进针，故助手应稍偏向患者左侧方向牵引，以配合进针。

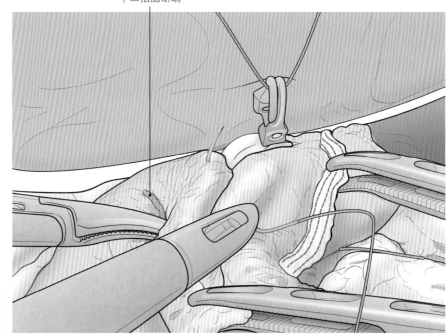

十二指肠断端

> **要点**
>
> 1. 牵引线的位置，凹陷处即可。并不是要将牵引线完全包含在切除范围内，重要的是要全层闭合。也就是说，缝合在稍偏凹陷处，即使缝线残留在吻合侧也问题不大。
>
> 2. 尤其是上侧牵拉线，为切除十二指肠断端，将缝合线缝合在十二指肠断端头侧缘附近的下方。不过，不要缝合至V形吻合的头端处。

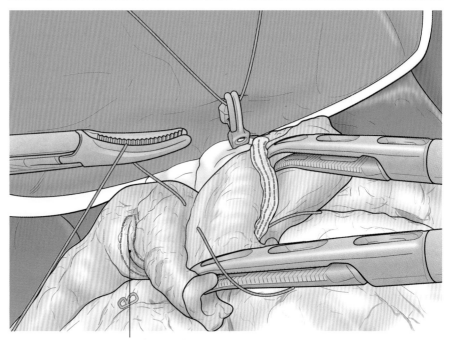

十二指肠断端

9 共同开口的关闭

术者右手牵拉共同开口下端的牵引线，左手牵拉上侧的牵引线，助手右手牵拉中间的牵引线，左手进行闭合操作。通过牵拉，使闭合器插入的方向与组织走向相适应。如这样夹闭闭合器，则闭合方向与十二指肠断端平行，故术者左手抓持十二指肠断端头侧，向术者面前拉。

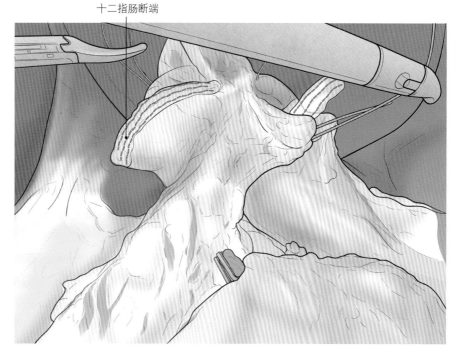

十二指肠断端

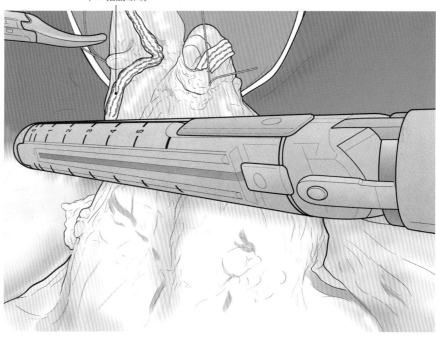

十二指肠断端

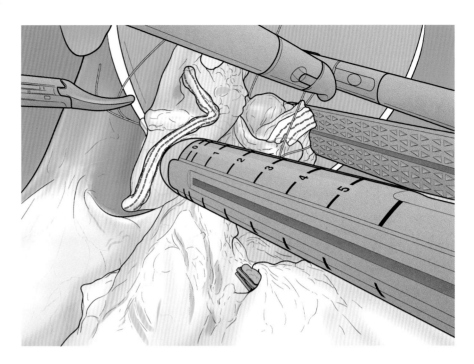

这样操作后再夹闭，则十二
指肠断端如同覆盖在闭合器上。

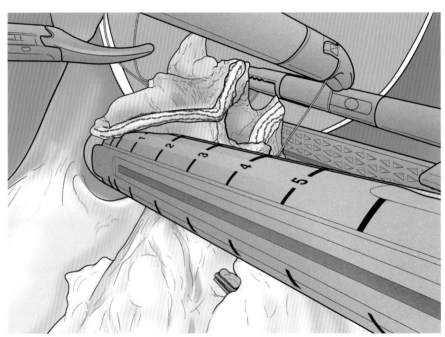

然后，将闭合器向上拐弯，顺时针旋转，向腹侧上提，将十二指肠的组织切除控制在最小限度。通过牵拉共同开口上侧的牵引线，展开皱褶，确切进行胃十二指肠吻合。

要点

1. 如闭合器行逆时针旋转，则容易将十二指肠断端包含在切除部位。

2. 十二指肠断端向面前牵拉，使十二指肠断端与闭合器成直角。

3. 在这种状态下，将闭合器向腹侧微微上抬，则是恰到好处。

4. 在共同开口的下侧，为防止胃与十二指肠吻合错位，最好将闭合器插到底。这样，则容易进行高度一致的漂亮的吻合。但如用力前插过度，可能导致脏器损伤，根部组织卷入，应加以注意。

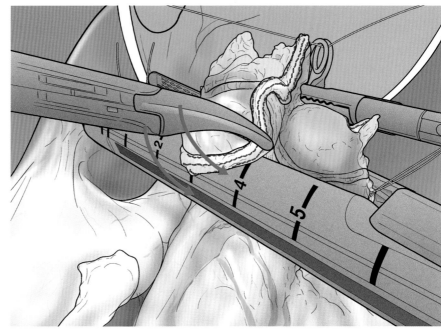

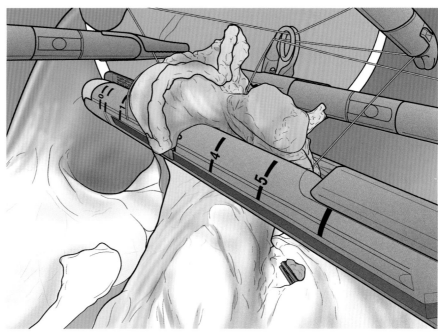

10 完成新三角吻合（IN-TACT）的Billroth-Ⅰ重建

成为倒T形吻合。属于端端吻合，无扭转与血供不良，可充分确保吻合口。由于血供好，闭合断端应充分止血。

要点

1. 实际上，由于组织的错开，也可能出现偏向一侧，尤其是头侧可能偏向胃侧或十二指肠侧，但无血供不良之处，不会有特别的问题。

2. 如果出现闭合线有多处重合，则加强也很重要。

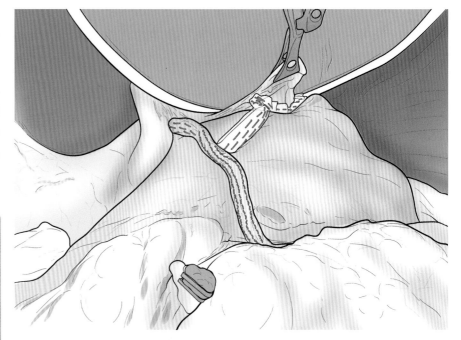

▶参考文献

[1] Omori T, Masuzawa T, Akamatsu H, et al: A simple and safe method for Billroth I reconstruction in single-incision laparoscopic gastrectomy using a novel intracorporeal triangular anastomotic technique. J Gastrointest Surg 2014; 18: 613-616.

2. 重建方法

腹腔镜下远端胃切除术（LDG）
Billroth-Ⅱ重建

稻木　紀幸

1 上提空肠的距离测量

　　将横结肠翻向头侧，显露Treitz韧带。从该处开始，测量上提空肠的距离，一般为25cm，通过将空肠上提至残胃，模拟、调整长度。

要点

左右钳子将空肠向尾侧倒手，把握钳子头端的距离，测量空肠的长度。了解钳子上的文字或关节部的距离，以其为标志即可测量肠管长度，不一定需要用测量尺。

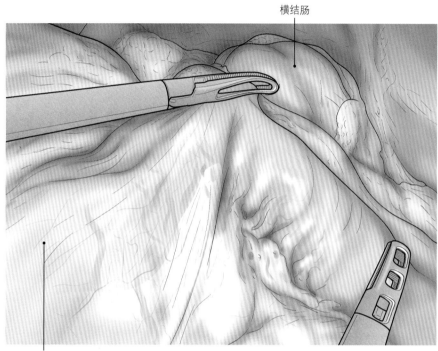

横结肠

Treitz韧带

2 制作空肠闭合器插入孔

助手两把钳子与术者左手钳子抓持空肠对系膜侧，3点成面。用高频设备开小口，并标记闭合器插入的方向。

> **要点**
>
> 用高频电刀可轻易在3把钳子形成的等腰三角形的底边中点开小口。确切打开浆肌层，黏膜稍做切开，即可防止黏膜面的外翻。

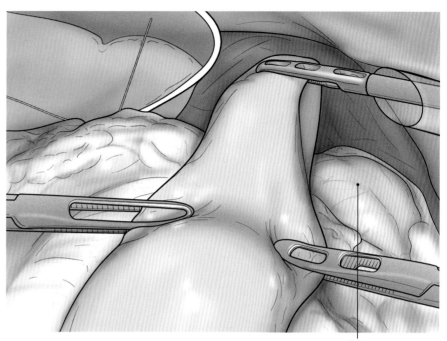

结肠

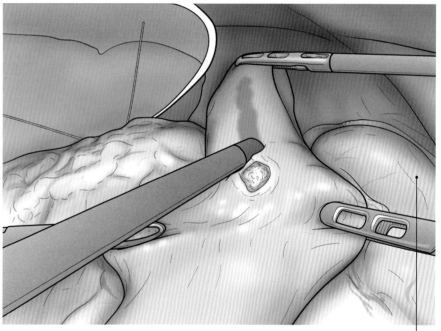

结肠

3 残胃闭合器插入孔的制作

助手抓持残胃离断线的大弯侧，用高频电刀开小口。开小口时设想闭合器钉仓侧插入的场景，确定开口的大小。

1. 术者左手钳子充分上提、牵拉，用高频电刀即可顺利开小口。
2. 确切打开浆肌层，黏膜层稍做切开，以防止黏膜外翻。

残胃离断端

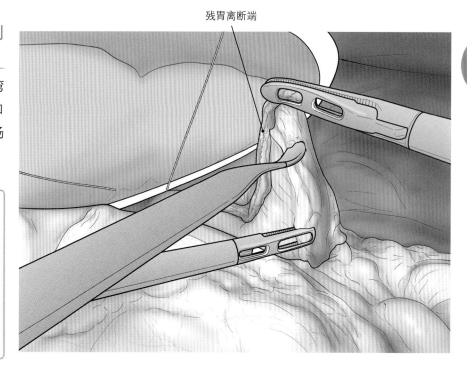

4 残胃空肠吻合

首先将闭合器的钉砧侧插入空肠，轻轻向头侧移向残胃。钉仓侧插入残胃，并滑向大弯稍偏后侧。使插入残胃与空肠的长度一致后进行闭合。

要点

在将钉仓插入残胃时，助手右手钳子抓持大弯口侧，协助术者将钉仓向后壁侧插入。如残胃与空肠的插入孔大小不同，则对于开口较大的一侧，闭合器插入长度宜短，这样闭合后的创口距离就相称了。掌握残胃空肠插入的微调整技术，共同开口的关闭就比较容易了。

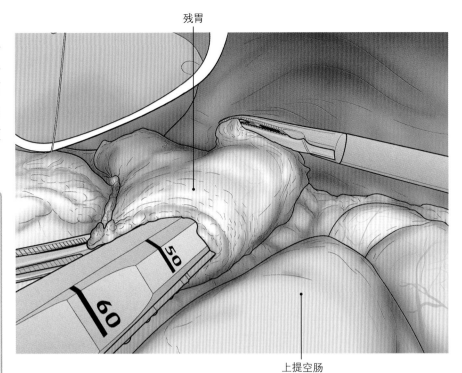

残胃

上提空肠

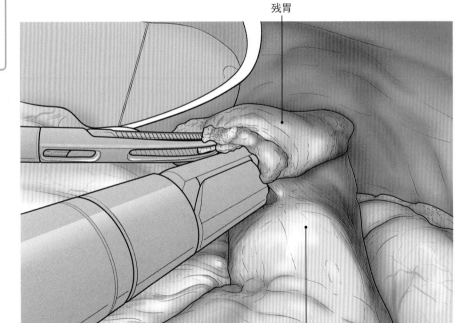

残胃

上提空肠

5 确认吻合线

术后吻合口的迟发性出血很麻烦，甚至可能导致出血性休克。闭合后，经内腔面确认闭合线有无出血。如出血且出血点位于闭合线断端，则轻轻电凝即可止血；如出血点看不清，出血量多，则行缝合止血，行Z形缝合就可确切止血。

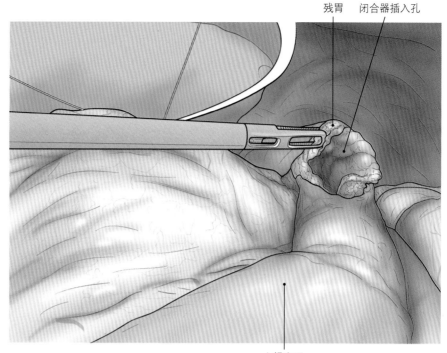

残胃　闭合器插入孔

上提空肠

6 共同开口的关闭（手工缝合）

残胃空肠吻合后的共同开口的关闭，如进行腹腔镜下缝合，则可采用倒刺线（Barbed suture）。采用长15cm的3-0可吸收倒刺线连续全层缝合。开始缝合的第1针有线圈，自缝合端稍偏术者侧开始进针。缝合结束时，稍稍超过缝合端（Over run），再回缝2~3针，最后剪线。

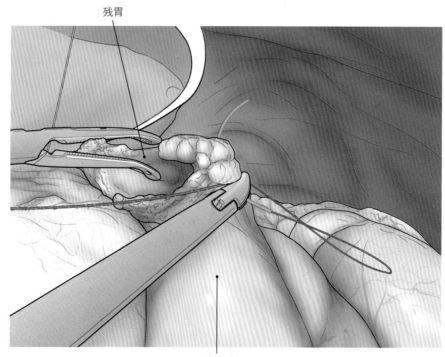

残胃

上提空肠

运针时，浆肌层缝合宜多，黏膜层缝合宜少。这样，黏膜面就不会外翻，呈漂亮的全层缝合。残胃与空肠侧即使缝合长度有差异，只要运针时全面观察、兼顾，就可很好地完成缝合。

缝过头

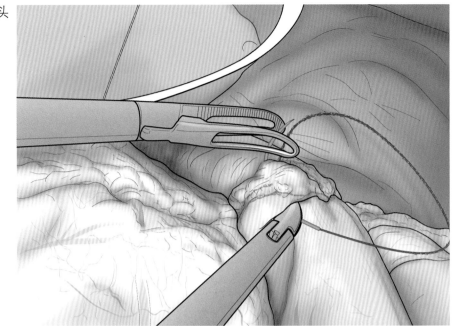

回缝

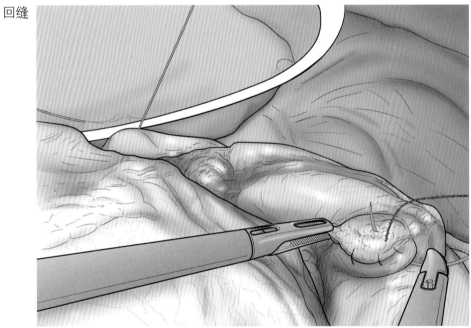

7 共同开口的闭合（采用器械吻合）

如采用器械关闭残胃空肠吻合后的共同开口，首先假闭合（缝合数针用于悬吊），使共同开口处的闭合线呈V形，牵引上提假闭合的缝合线。然后用闭合器进行闭合，闭合器不应全层咬持过多，能完全闭合即可，避免空肠出口狭窄。

> **要点**
>
> 假闭合可间断缝合3针，但如采用倒刺线缝合，则于一端、中点及另一端松松地连续缝合3针，将缝合线上提，缩小共同开口，即可利用闭合器进行完美的闭合。

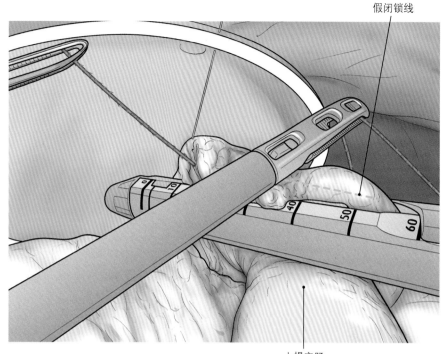

假闭锁线

上提空肠

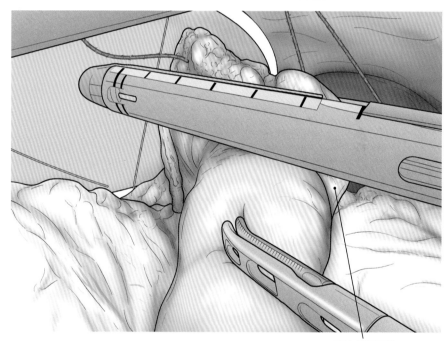

确认空肠通道

8 Petersen间隙的关闭

Petersen间隙必须关闭。间断缝合、连续缝合均可，但最好采用不可吸收线。将横结肠系膜向头侧上提，展开系膜后叶的浆膜面，将其与上提空肠的系膜进行缝合。要点是两侧浆膜面呈线状缝合。

要点

于尾侧的横结肠系膜与小肠系膜形成反折处开始向头侧缝合，仔细关闭裂孔，避免残留空隙。采用15cm的3-0不可吸收倒刺线缝合很方便。一直缝合至横结肠或上提空肠的肠壁处。

横结肠系膜后叶

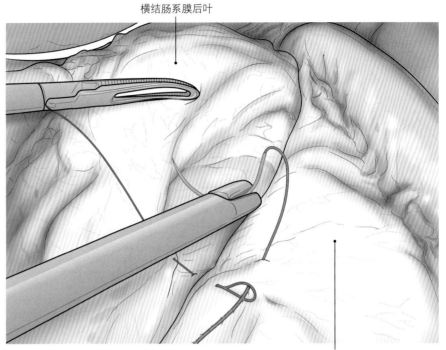

空肠系膜

横结肠系膜后叶

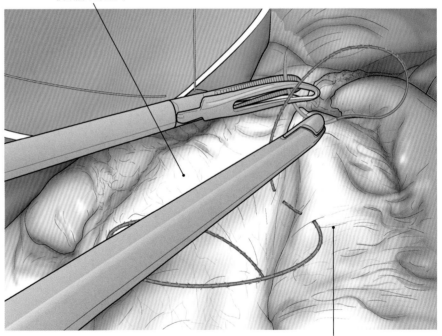

空肠系膜

9 完成重建

　确认吻合口、输入襻、输出襻无扭转和屈曲后完成重建。

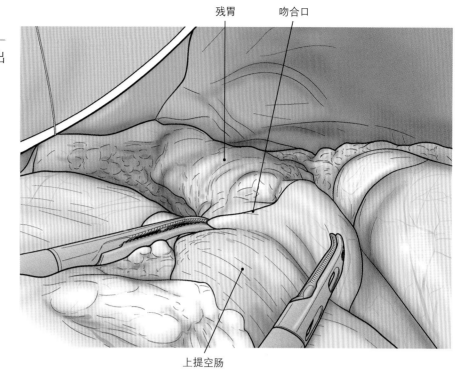

残胃　　吻合口

上提空肠

2. 重建方法

腹腔镜下远端胃切除术（LDG）

Roux-en-Y吻合

熊谷　厚志

　　腹腔镜下远端胃切除、Roux-en-Y吻合可采用闭合线行腹腔镜下胃空肠吻合，也可采用经口置入钉砧头（OrVil™）的方法。当残胃很小时，如采用闭合器行胃空肠吻合，则胃空肠吻合线与胃的离断线过于靠近，两者之间的胃组织可能出现血运障碍，故采用经口置入钉砧头的办法，除此以外，吻合口都可以做得足够宽大，故用闭合器行胃空肠吻合是标准方法。

1　标记空肠

　　胃切除后，准备上提空肠。助手两手将横结肠向头侧翻转，抓持横结肠系膜。确认Treitz韧带，在距其约20cm处空肠的系膜侧用甲紫进行标记，以便辨认肠管的近侧与远侧。

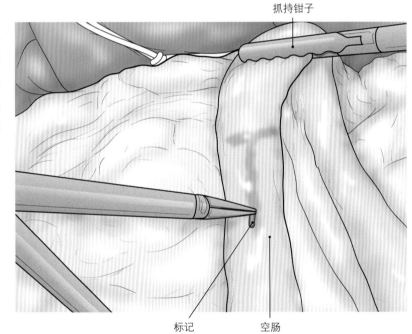

抓持钳子

标记　　　空肠

2　延长脐部切口

　　延长脐部切口，做辅助切口。向头侧延长约3cm，向尾侧延长约1cm，在此期间，助手右手钳子抓持已标记的空肠。

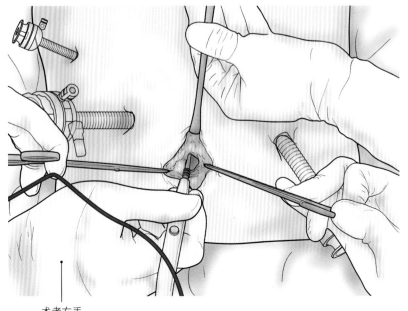

术者右手

3 空肠系膜的处理

辅助切口安装切口保护器，将抓持的空肠提出至体外。利用透光确认肠系膜血管，确定空肠的离断部位。

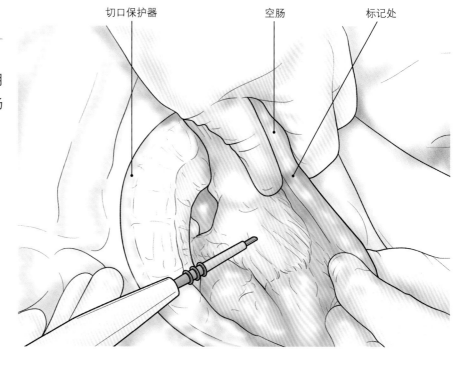

切口保护器　　空肠　　标记处

4 离断空肠

用闭合器离断空肠。

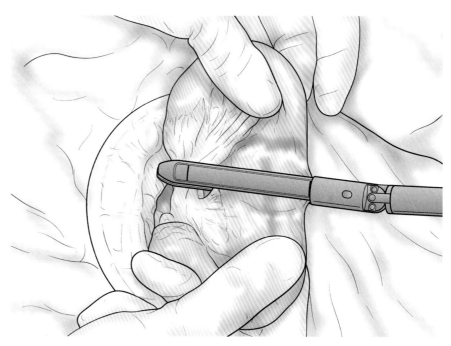

5 空肠空肠吻合

上提空肠，在盲端以下45cm处行空肠空肠吻合。

要点

于对系膜侧行空肠空肠吻合。吻合完成后，用纱布擦拭内腔，确认无出血。

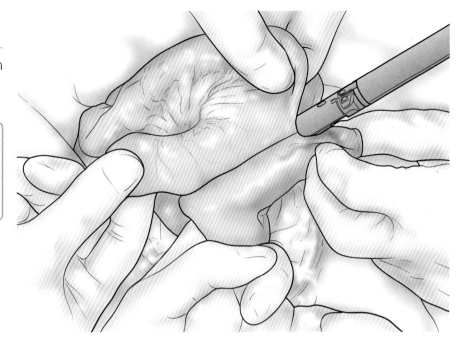

6 关闭共同开口

用4-0 PDS®线行全层连续缝合，关闭共同开口。

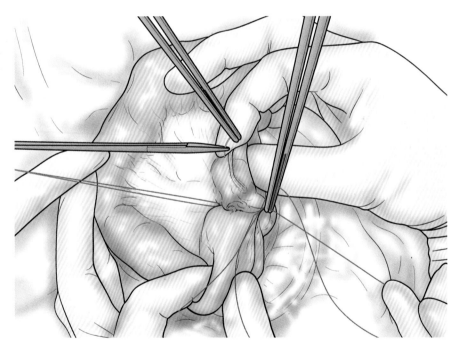

7 关闭空肠系膜裂孔

　　分别缝合关闭空肠空肠之间的间隙、空肠系膜与系膜之间的间隙。空肠断端的闭合线予以包埋，用4-0 PDS®线间断缝合。空肠系膜用不可吸收线（4-0 Prolene®）间断缝合关闭。

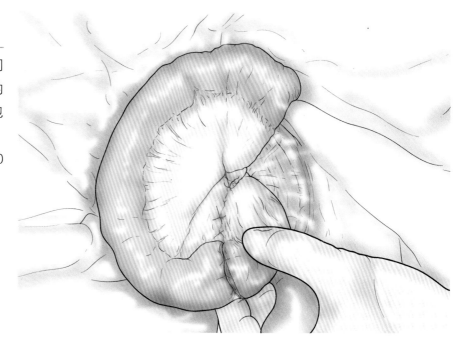

8 上提空肠断端的闭合线的包埋

　　上提空肠断端的闭合线行浆肌层缝合包埋。

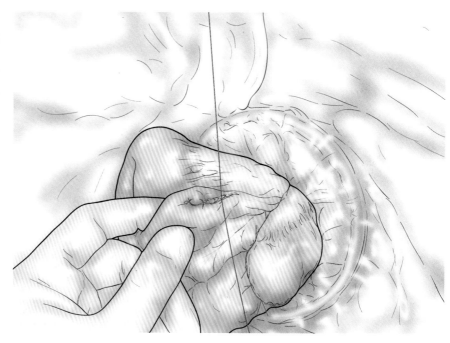

9 空肠开小口

距离盲端约5.5cm处开小口，用于胃空肠吻合，将空肠还纳入腹腔。

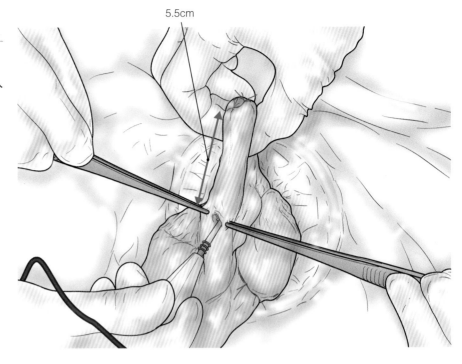

5.5cm

10 残胃大弯侧开小口

确认上提空肠系膜无扭转后，于胃大弯侧开小口。助手右手钳子抓持残胃大弯侧的闭合线，术者左手钳子距离助手钳子约1cm处，大把抓持胃前后壁，切除闭合线的一端，打开胃腔。

> **要点**
>
> 术者左手钳子抓持胃前后壁，避免胃黏膜滑出，即可确切在残胃开口。

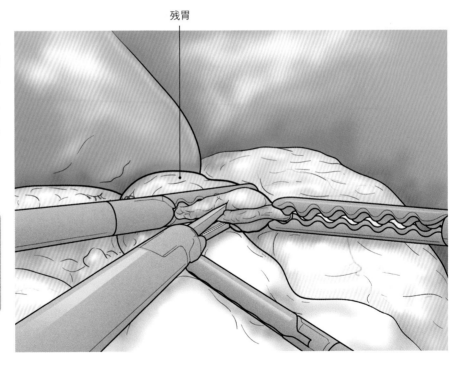

残胃

11 插入闭合器钉仓侧

经上提空肠的开口插入闭合器钉仓侧。

要点

闭合器插入时，助手右手钳子使空肠呈直立状。

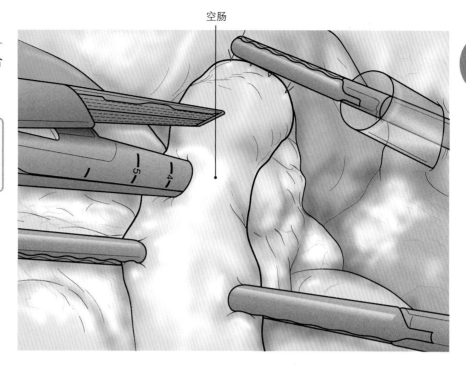

空肠

空肠

12 残胃插入闭合器钉砧侧

闭合器夹住上提空肠，将其上移至残胃。

助手右手钳子抓持残胃大弯侧距开口约1cm处，术者左手钳子抓持残胃闭合线，助手左手钳子抓持空肠，避免上提空肠自钉仓滑出，打开闭合器，将钉仓侧插入残胃。

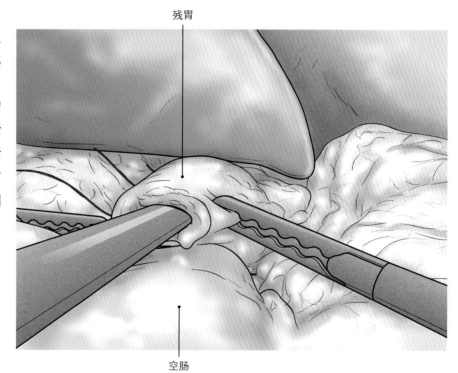

残胃

空肠

13 胃空肠吻合

残胃大弯侧后壁进行吻合。

要点

如在大弯线上吻合，则胃短
动静脉可能被夹入闭合器
内，因此从大弯向后壁方向
吻合。闭合器关闭状态下，
助手右手钳子将胃短动静脉
向腹侧轻轻上提，确认没有
夹入闭合器。

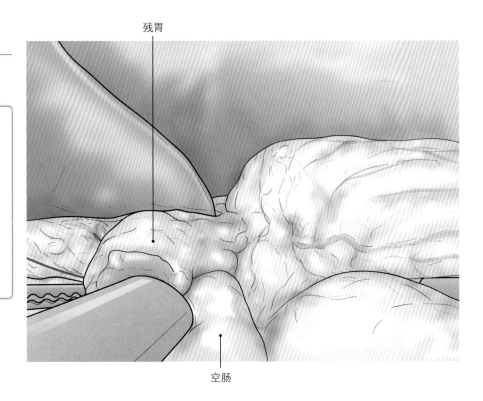

残胃

空肠

14 确认吻合口无出血

观察吻合口的内腔，确认没
有出血。

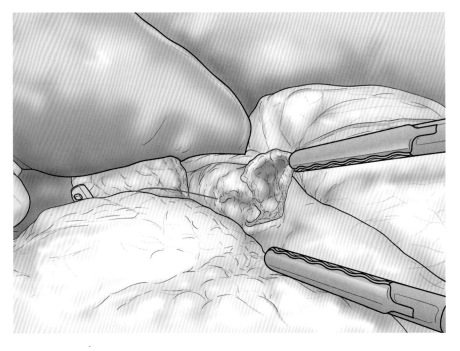

15　关闭共同开口

共同开口缝合4针作为牵引，用闭合器关闭。

关闭共同开口时，闭合器需全层夹持共同开口的全长，夹得太多可能导致吻合口狭窄，需引起注意。

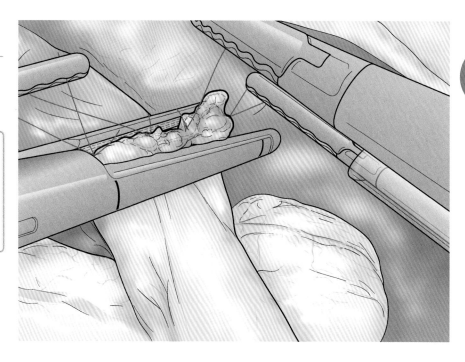

16　加强闭合线交汇处

在胃切除的闭合线与关闭共同开口的闭合线的交汇处，行全层缝合一针进行加强。

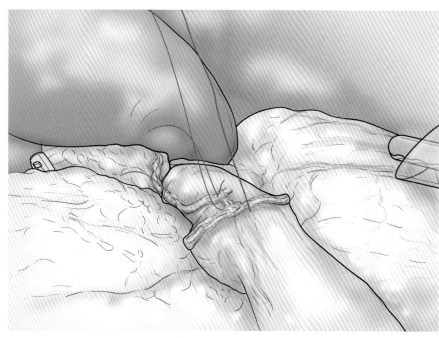

17 上提空肠盲端的固定

上提空肠盲端行浆肌层缝合，将其缝合至残胃大弯背侧。

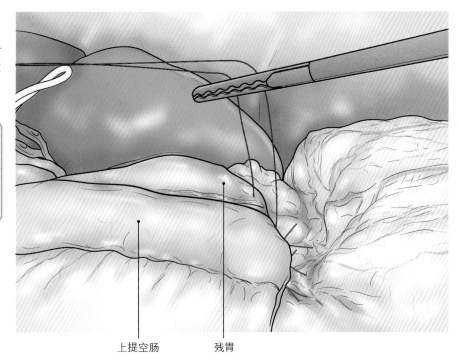

上提空肠　　　残胃

横结肠

18 Petersen间隙的关闭

将横结肠向头侧翻转，上提空肠倒向患者左侧。横结肠系膜与上提空肠系膜之间的间隙就是Petersen孔。用3-0 V-Loc™不可吸收线连续缝合关闭。

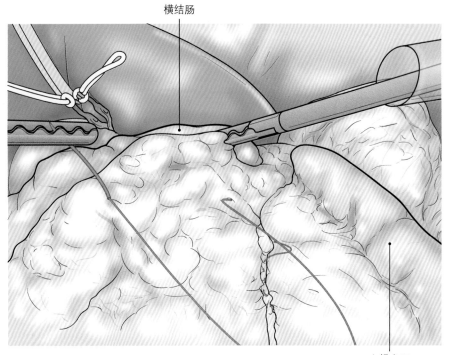

上提空肠

140

19 十二指肠断端的包埋

十二指肠断端的闭合线行浆肌层缝合进行包埋。胃大弯侧、小弯侧行C形浆肌层缝合包埋，其间用1~2针浆肌层缝合包埋。十二指肠断端的包埋，在十二指肠离断后任何时候进行都可以。

大弯侧断端的包埋①

大弯侧后壁，从闭合线近旁向远侧缝合第1针。

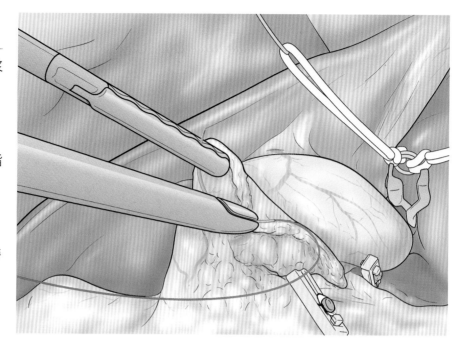

大弯侧断端的包埋②

术者左手钳子将大弯侧的一端向腹侧上提，从大弯后壁向前壁缝合第2针。

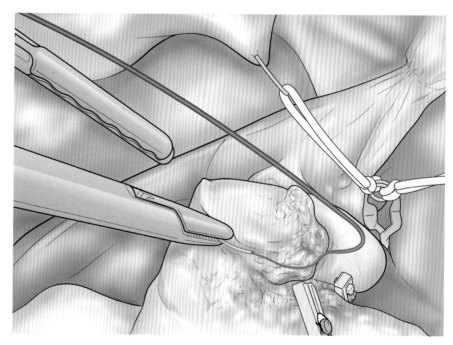

大弯侧断端的包埋③

在大弯侧前壁，从远侧向闭合线方向反针缝合第3针。

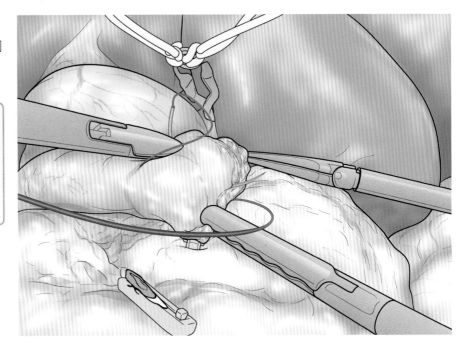

大弯侧断端的包埋④

助手右手钳子抓持大弯侧断端，左手钳子抓持远侧的前壁，将断端包埋。术者行体外打结。

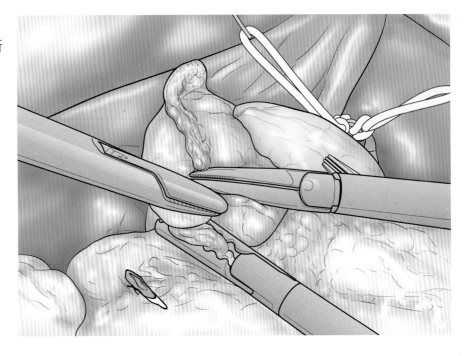

小弯侧断端的包埋①

术者左手钳子抓持上提小弯
侧断端，在小弯侧后壁从闭合线
近旁向远侧缝合第1针。

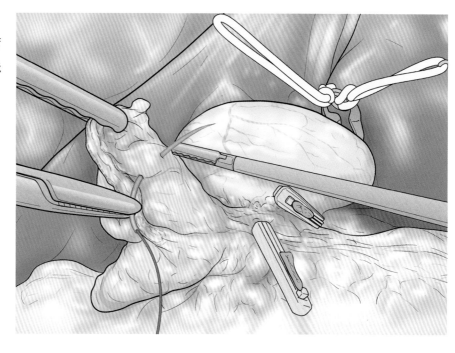

小弯侧断端的包埋②

术者左手钳子抓持小弯侧断
端向自己的方向牵拉，在小弯后
壁向前壁缝合第2针。

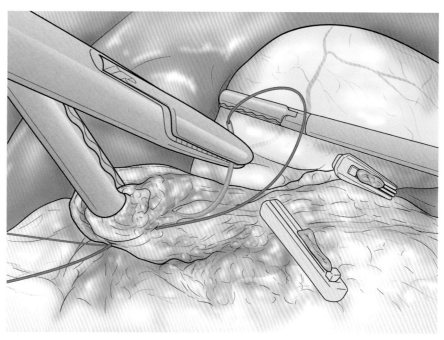

小弯侧断端的包埋③

助手右手钳子抓持小弯侧断端，左手钳子将大弯侧包埋的缝线向自己的方向牵拉。反针在小弯侧前壁从远侧向闭合线方向缝合第3针。

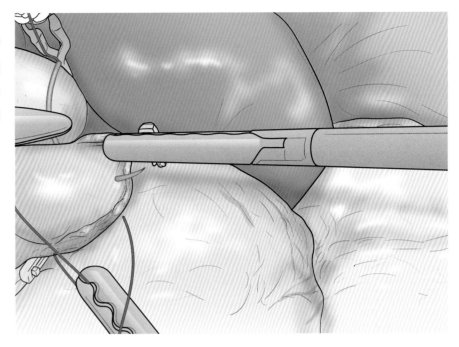

小弯侧断端的包埋④

助手左手钳子抓持小弯侧断端，右手钳子抓持十二指肠前壁，将断端包埋。术者行体外打结。

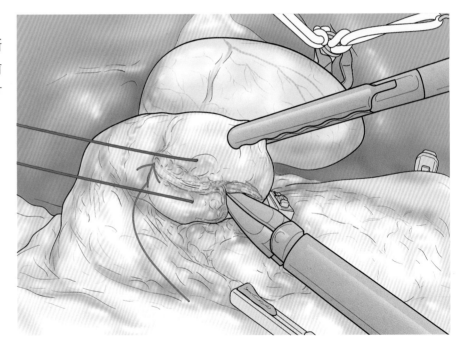

闭合线的包埋

　　将小弯侧、大弯侧埋没的缝合线之间的闭合线进行包埋。助手右手钳子抓持小弯侧埋没的缝合线，术者左手钳子抓持大弯侧埋没的缝合线，根据小弯侧、大弯侧埋没的缝合线之间的距离，缝合1~2针进行包埋。

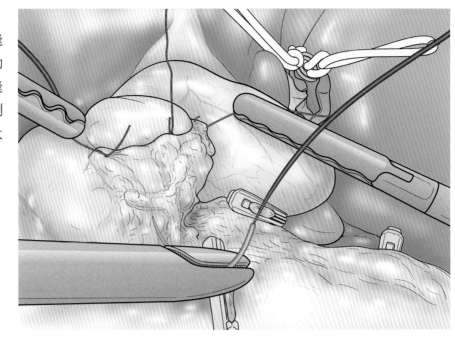

2. 重建方法
腹腔镜下远端胃切除术（LDG）
次全切除Roux-en-Y吻合

井田　智

1　胃短动脉的离断

　　离断胃网膜左动静脉后，根据病变的位置，离断1支或2支胃短动脉。

胃　　　　　肝脏

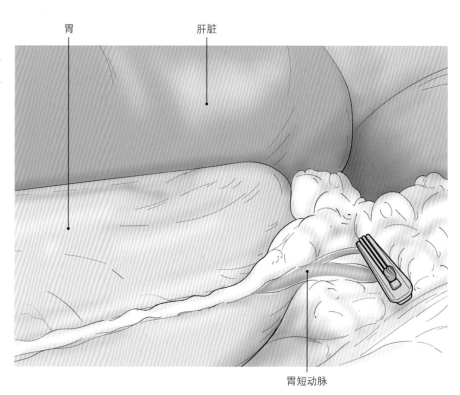

胃短动脉

2　标记胃离断线

　　清扫淋巴结后，进行胃的离断。一般术前在病变口侧上夹子，标记阴性切缘。术中通过内镜确认夹子后，用甲紫在胃壁上进行标记，然后在胃壁缝合作为标记。

胃

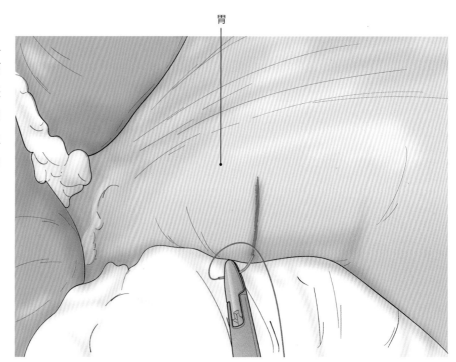

3 近侧的胃离断：次全切除

用闭合器沿标记进行胃的离断。

要点

用闭合器夹闭胃壁后，通过术中胃镜，确认胃食管接合部的通过无问题（尤其是从小弯侧进行离断时）、病变的标记夹确切位于被切除侧。

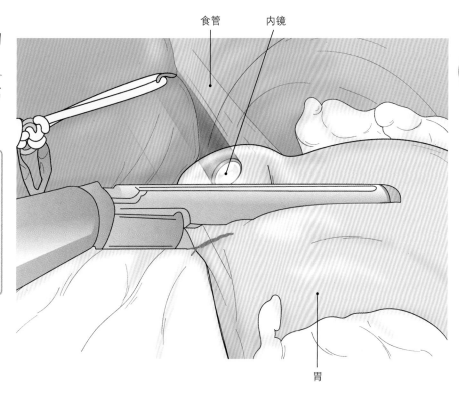

食管　内镜

胃

各论

2. 重建方法　腹腔镜下远端胃切除术（LDG）　次全切除Roux-en-Y吻合

4 空肠的离断

确认Treitz韧带后,在Treitz韧带下方20cm处,用甲紫进行标记。

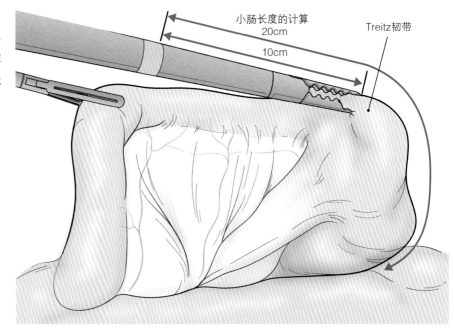

小肠长度的计算
20cm
10cm
Treitz韧带

经脐部做辅助切口,将空肠拉出体外并离断。

> **要点**
>
> 如进行胃次全切除,往往不需要离断1支边缘动脉,牺牲肠管就可完成重建。

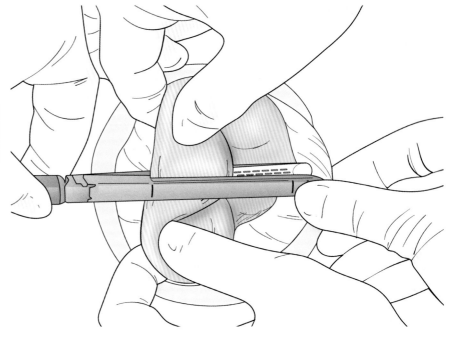

5 Y脚的制作

设定上提空肠长度约45cm，制作Y脚。利用直线闭合器，调整肠管位置，使闭合线位于对系膜侧。

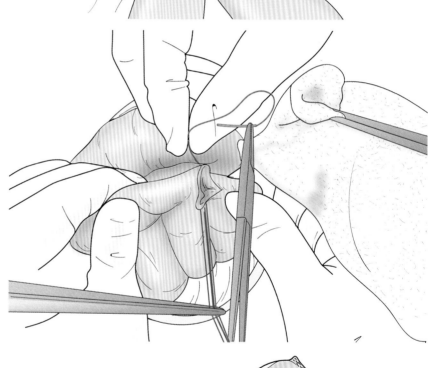

共同开口，用4-0可吸收线连续缝合关闭。

6 关闭系膜裂孔

系膜裂孔用不可吸收线缝合关闭。

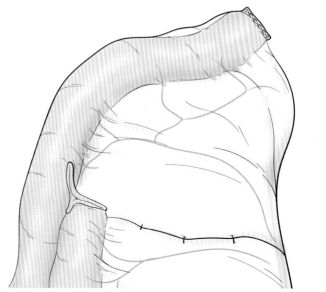

7 近侧胃开口

再次建立气腹，术者左手全
层夹持胃壁，助手抓持闭合线的
一端，将闭合线的一角切除。

残胃

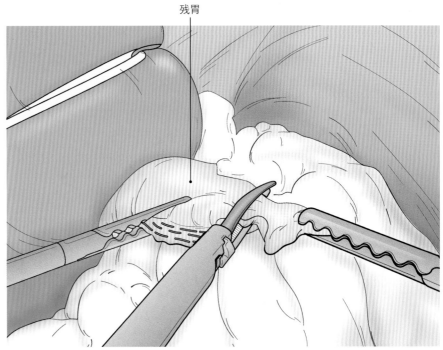

为避免黏膜外翻，将开口处
的胃壁全层缝合1针。

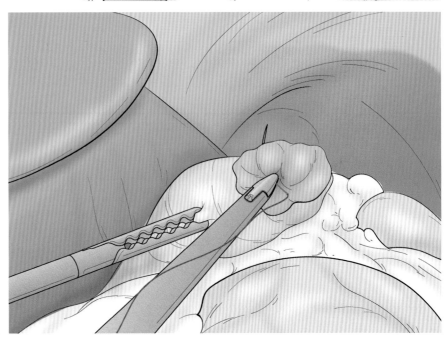

8 吻合

经结肠前方上提空肠。空肠内插入钉仓侧，残胃内插入钉砧侧，完成吻合。多采用45mm钉仓。

> **要点**
>
> 为避免胃后壁侧的脂肪及血管卷入闭合器，事先将其上提（箭头处）。

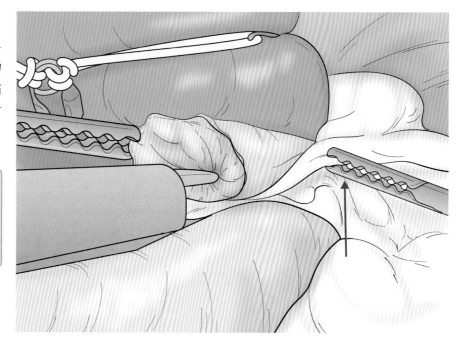

9 吻合后

确认无出血、黏膜无脱落。

> **要点**
>
> 考虑到残胃的血流，避免胃小弯的闭合器与胃空肠吻合线过于靠近。

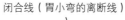

闭合线（胃小弯的离断线）

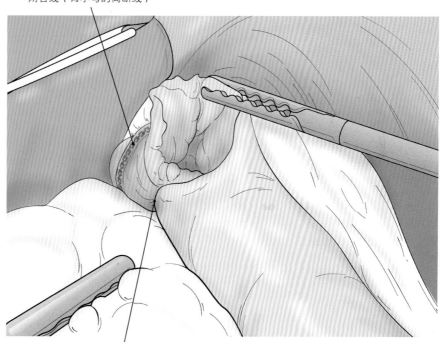

缝合线（胃空肠吻合线）

10 共同开口的关闭

- **采用直线闭合器闭合**

  两端及中央缝合3～4针作为牵引，用60mm闭合器进行关闭。

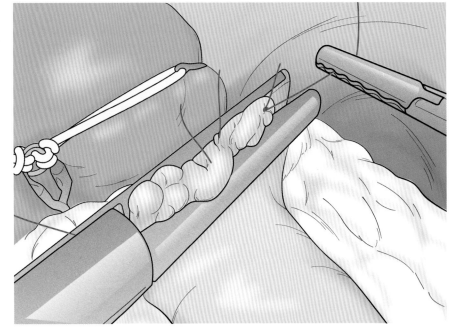

- **手工缝合关系**

  用4-0可吸收倒刺线连续缝合关闭。

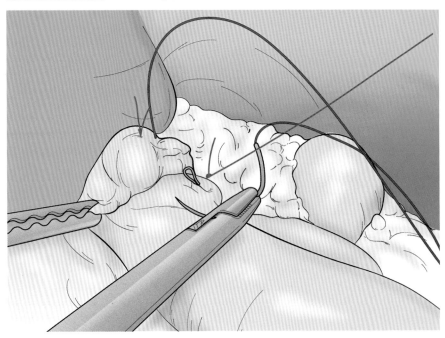

11 吻合完成图

吻合完成。

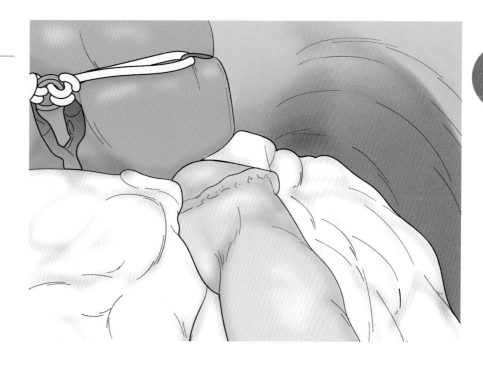

经口OrVil胃空肠吻合

如残胃特别小，采用直线闭
合器重建，可能影响残胃的血
供。此时，选择经口OrVil™进行
重建。首先，去除空肠的盲端闭
合线，插入25mm吻合器，盲端
与闭合器用血管牵引带结扎，然
后，展平吻合处肠壁，远侧小肠
也同样用血管牵引带固定在吻合
器上。

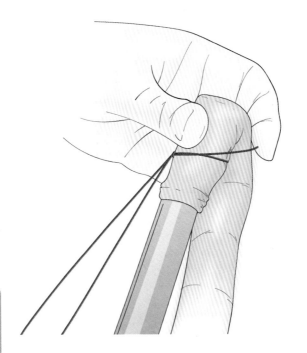

要点

> 血管牵引带固定，可防止在
> 吻合器闭合时空肠的卷入。

2 穿出中心杆

在腹腔内，将吻合器的中心
杆穿出肠壁。

要点

> 经正中线辅助切口，通过切
> 口保护器上安装的手套，将
> 吻合器伸入腹腔。

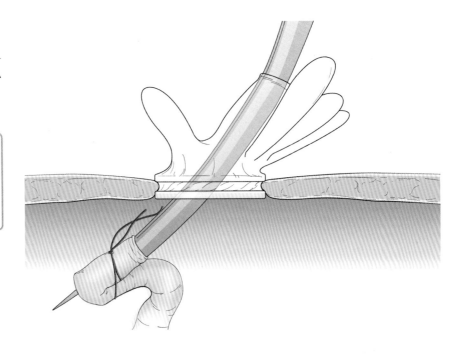

3 残胃空肠吻合

①经右下的穿刺器插入腹腔镜。

②经结肠前入路上提空肠。

③将钉砧与吻合器对接。

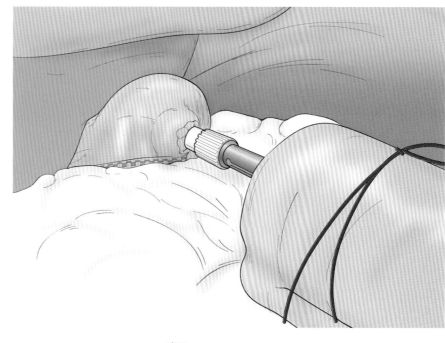

④剪断固定吻合器与上提空肠的血
管牵引带,吻合时,避免输出襻
肠管卷入。

> **要点**
>
> 血管牵引带的固定,有助于
> 防止肠管卷入。

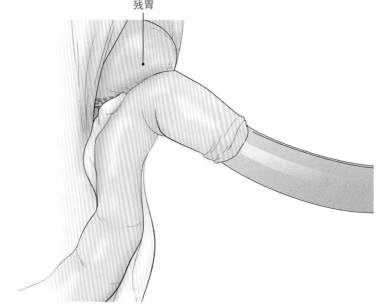

残胃

4 上提空肠的盲端闭锁

　　拔出吻合器，用闭合器离断上提空肠的盲端。

残胃

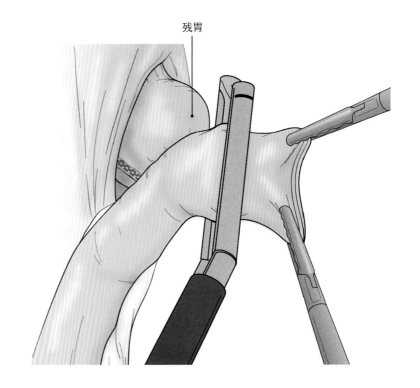

5 吻合完成图

　　吻合完成。

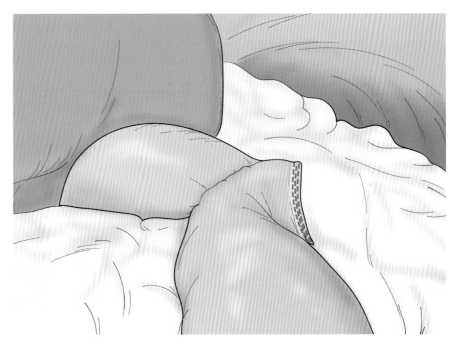

机器人手术真能减少并发症吗?

細田　桂，牛久　秀樹，鷲尾　真理愛，櫻谷　美貴子，
原田　宏輝，新原　正大，山下　継史，比企　直樹

　　在2009年da Vinci Surgical System（Intuitive Surgical inc.）作为医疗设备被允许上市以来，日本的机器人辅助胃切除术逐渐得到普及。达·芬奇机器人系统，由术中操作的外科医师控制台、实际进行手术的床旁机械臂及具有图像处理功能的成像系统构成，术者通过外科医师控制台的3D画面，操作左右主操作器与脚控进行手术。床旁机械臂有称为EndoWrist的具有7个自由度的直径8mm的特殊钳子，接受术者的指示进行实际手术。术者手的运动与钳子的运动可按1.5：1、2：1及3：1的比例进行调整，另外还具有防止术者手抖的过滤功能。这些功能有助于胃癌手术中淋巴结清扫所需的精细操作。

　　为确认机器人辅助胃切除术的安全性、有效性以进入医保，2014年日本开展了尝试性的330例多中心Ⅱ期临床研究。研究对象为临床分期Ⅱ期以内的胃癌患者，主要评价指标胃Clavien Dindo分级Ⅲ级以上的并发症。该临床研究的并发症发生率为2.45%，低于历史对照数据的6.4%，主要评价指标达到了预期。这一结果，虽然并不优于腹腔镜手术，但2018年4月以来，机器人辅助胃切除术、全胃切除术、近端胃切除术进入了医保。在对结果进行解读时，需要注意的是，该临床研究的术者要求是腹腔镜下胃切除术的专家，且须具有20例以上的机器人辅助胃切除术经验。北里大学医院在引入机器人手术的初期，开展了ⅠA期胃癌的机器人辅助远端胃切除术的关于安全性的Ⅱ期研究。该研究虽然要求术者是内镜外科学会的技术认定医，但在分析中也包括了初次主刀机器人辅助胃切除术的病例。虽然病例数仅有25例，作为主要评价指标的Ⅱ级以上腹腔内并发症为0例，但显示在开展初期，机器人辅助远端胃切除术具有良好的安全性。

　　与传统的腹腔镜下胃切除术相比，机器人辅助胃切除术是否确实具有减少并发症发生率的优点? 传统的腹腔镜下胃切除术已经很成熟，如果是专家，哪怕是进行D2淋巴结清扫，腹腔内并发症发生率据报道也只有0.9%。韩国进行的多中心前瞻性非随机研究显示，机器人辅助腹腔镜下胃切除术与传统腹腔镜下胃切除术相比，手术时间延长、费用增加，而出血量、并发症发生率与术后住院天数没有差别。JCOG胃癌研究组计划进行机器人辅助腹腔镜下胃切除术与传统腹腔镜下胃切除时的多中心前瞻性随机对照研究。主要的评价指标定为并发症发生率，有待最终的结果。

　　机器人手术的优点，是镜头可自己移动，可看到想看的地方，全无扶镜手不能根据术者思路而移动镜头的困扰。3个臂可按照术者意愿活动，固定的臂不同于传统腹腔镜，可做到完全不动。助手只有1把钳子，可减少助手不经意操作导致出血等副损伤。当然，和传统腹腔镜熟练助手相比，术野展开的能力也会下降。能否展开术野，顺利进行手术，完全取决于术者。另外，在胰腺上缘想清扫位置更深的淋

巴结时，机器人具有关节功能，可完成清扫并将胰腺损伤控制在最小范围内，这也是机器人辅助胃切除的优点（图1）。另外，只要进行相应的训练，即使不是专家，也可正确运针进行缝合操作。在胃外科手术中，如在近端胃切除Kamikawa重建等需要缝合操作的术式中，机器人手术可能减少吻合口漏等并发症的发生率（图2）。

另外，机器人难以识别术者手指的微细或快速的活动。尽管有报道认为机器人手术学习曲线短，但根据腹腔镜手术专家的手术结果分析，有人认为机器人手术要做到比较自如，需要30例以上的经验。传统腹腔镜手术中常规采用的超声刀，虽然

● **图1　胰腺上缘淋巴结清扫**

a：具有关节功能，故可不接触胰腺，进行No.8a淋巴结清扫。
b：采用具有关节功能的脉管闭合系统清扫No.8a淋巴结的最深处。

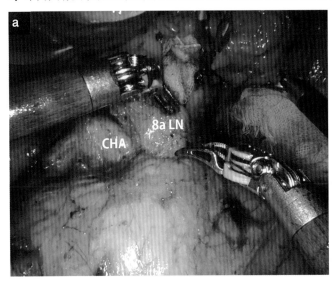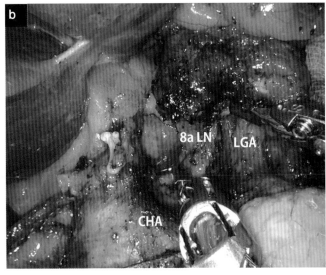

● **图2　近端胃切除Kamikawa重建**

a：胃黏膜与食管前壁黏膜的缝合。
b：胃浆肌层与食管前壁外膜肌层的缝合。

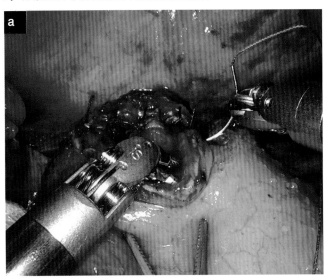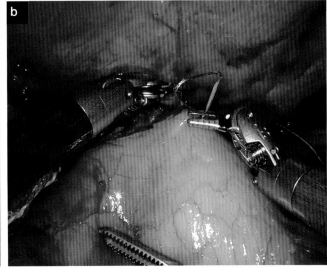

在机器人手术中也可采用，但由于没有关节功能，抹杀了机器人手术的最大优势。2018年4月，在日本，众多机器人辅助手术进入医保，但费用方面与传统手术相比并没有增加点数。加上机器人本身的价格、维护的费用、折旧费用，包括钳子在内的设备费用、人工费用，手术的开展对医院收益来说，目前可能是负值。

今后，为发展机器人辅助手术，机器人的价格必须降下来。另外，基于人工智能的部分自动手术可能也是关键。发展机器人辅助手术，也可能解决近年来已成为社会问题的外科医师不足的问题。

▶参考文献 ——————————————————————————————————

[1] Uyama I, Suda K, Nakauchi M, et al：Clinical advantages of robotic gastrectomy for clinical stage I/II gastric cancer: a multi-institutional prospective single-arm study. Gastric cancer：official journal of the International Gastric Cancer Association and the Japanese Gastric Cancer Association 2019；22：377-385.

[2] Hosoda K, Mieno H, Ema A, et al：Safety and Feasibility of Robotic Distal Gastrectomy for Stage IA Gastric Cancer: A Phase II Trial. The Journal of surgical research 2019；238：224-231.

[3] Lee S-W, Etoh T, Ohyama T, et al：Short-term outcomes from a multi-institutional, phase III study of laparoscopic versus open distal gastrectomy with D2 lymph node dissection for locally advanced gastric cancer（JLSSG0901）. Journal of Clinical Oncology 2017；35：4029.

[4] Kim HI, Han SU, Yang HK, et al：Multicenter Prospective Comparative Study of Robotic Versus Laparoscopic Gastrectomy for Gastric Adenocarcinoma. Annals of surgery 2016；263：103-109.

2. 重建方法

腹腔镜下保留幽门的胃切除术
（LPPG）
Delta法

熊谷　厚志

　　远端胃切除术中Delta吻合是沿前后壁方向离断十二指肠，而在保留幽门的胃切除术中是按通常的断胃方法沿大小弯方向将胃离断。经大弯侧的胃壁开口插入闭合器，将胃闭合线外翻，将远侧与近侧的胃后壁进行吻合，需要注意的是应避免外翻过度。如外翻过度，朝幽门管方向将幽门袖（Pyloriccuff）切开，将导致吻合口扭曲。

1　标记离断线

　　远侧胃的离断线位于幽门管近侧约5cm处，将长5cm的缝合线置入腹腔，大弯侧、小弯侧分别测量5cm后，用色素进行标记。

要点

在进行胃离断时，为确保近侧与远侧合适的切缘，在离断前最好行术中内镜检查以确认病变位置。

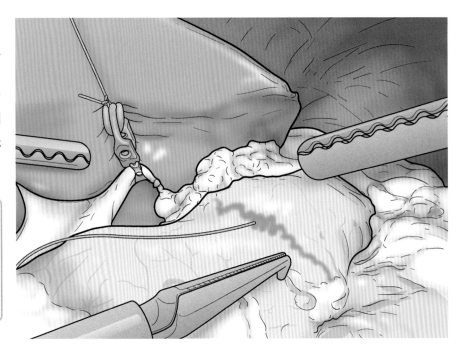

2 浆肌层的切开

断胃是沿大弯向小弯方向进行的，但60mm闭合器往往难以一次性离断，因此，在断胃前，先从大弯侧垂直切开浆肌层，可缩短离断线。

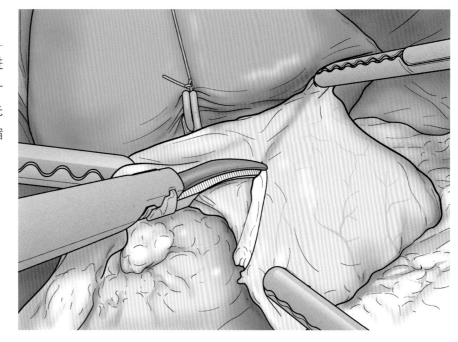

3 胃的离断

从患者左侧插入闭合器将胃离断。

要点

从患者左侧插入闭合器，则可保证随后用于吻合的小开口确切位于远侧残胃。

完成清扫后，确保近侧有足够的切缘，于Demel线处将胃离断。

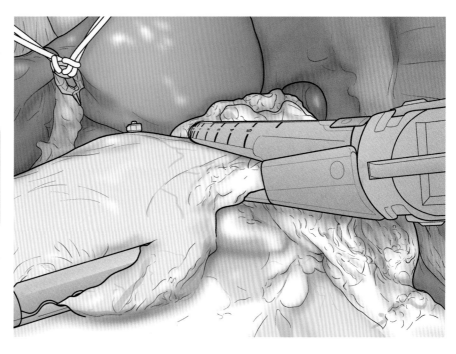

4 残胃开小口

于残胃大弯侧开小口用于吻合。

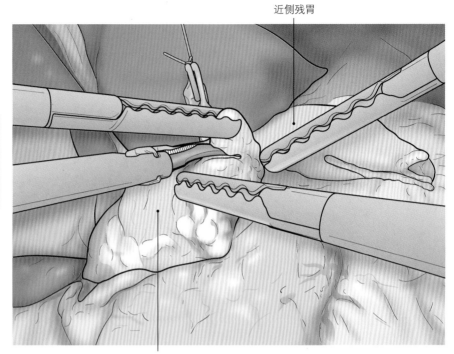

近侧残胃

远侧残胃

5 近侧残胃大弯侧小开口内插入闭合器钉仓侧

于近侧残胃大弯侧的小开口内插入60mm闭合器的钉仓侧。

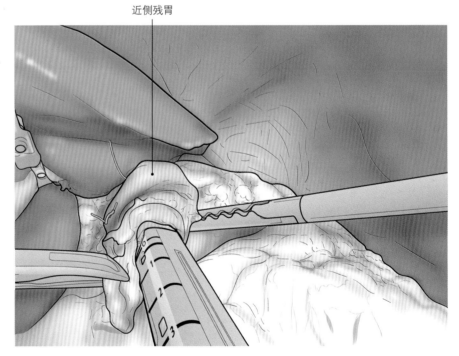

近侧残胃

6　远侧残胃大弯侧小口内插入闭合器钉砧侧

术者左手钳子抓持远侧残胃大弯侧的闭合线，右手钳子抓持开口的前壁，将钉砧侧插入远侧残胃大弯侧的开口。

如同穿鞋一样，将远侧残胃套在钉砧侧。

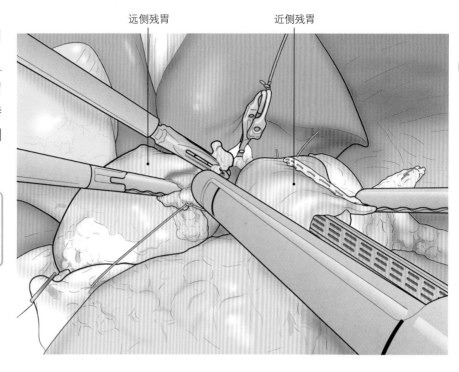

远侧残胃　　　近侧残胃

7　残胃的吻合

术者、助手抓持并牵拉大弯侧的闭合线，将远近侧残胃后壁进行吻合。

要点

尽量使胃的闭合线与吻合线成15°左右的角度，注意避免过度外翻。如过度外翻，导致吻合线朝向幽门管方向，切开幽门袖，可引起重建后的扭曲。

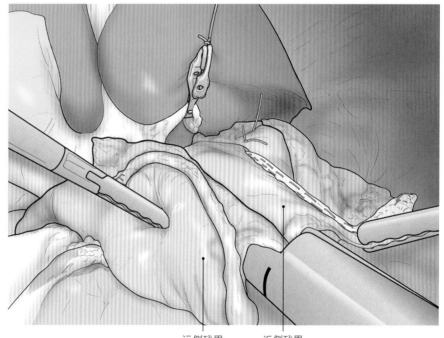

远侧残胃　　　近侧残胃

8 共同开口的关闭

关闭共同开口。在共同开口的中央缝合一针作为牵引，确切抓持共同开口的大弯侧与小弯侧，在钳子下方用60mm闭合器关闭共同开口。

> **要点**
>
> 在共同开口的大弯侧、小弯侧各缝合一针作为牵引也不错。

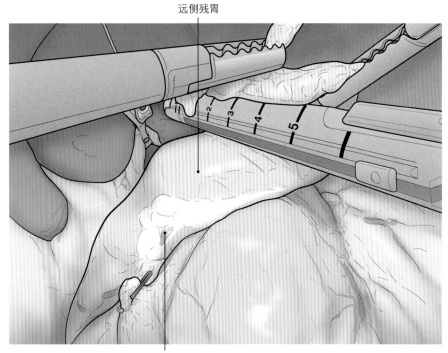

远侧残胃

幽门下动脉

9 闭合线包埋

共同开口闭合后，将大弯侧的闭合线行浆肌层缝合包埋。

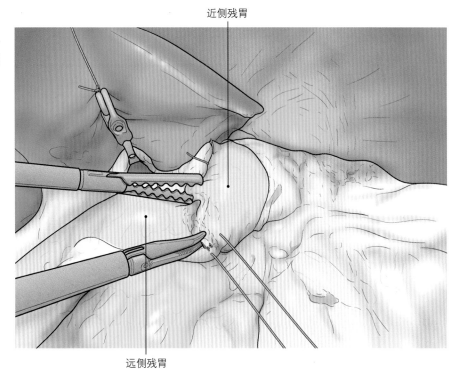

近侧残胃

远侧残胃

2. 重建方法

腹腔镜下保留幽门的胃切除术（LPPG）

穿孔法

大桥 学

1 胃窦的离断

完成No.6淋巴结清扫或淋巴结清扫全部结束后，用闭合器离断胃窦。通常距离幽门约5cm。大弯侧与小弯侧开口是本术式的要点。

要点

1. 距离幽门5cm处胃壁浆膜面用甲紫进行标记。行术中胃镜检查，确保在该处离断可以保证有充分的远侧切缘。

2. 用超声刀于大弯侧标记线处切开做小开口，缝合以避免胃黏膜与浆肌层撑开。

3. 自左下插入60mm直线闭合器，沿标记经胃窦行不完全的离断。

4. 小弯侧未切开的部分用超声刀离断。这样，在胃窦部的大弯侧与小弯侧就做好了小开口。

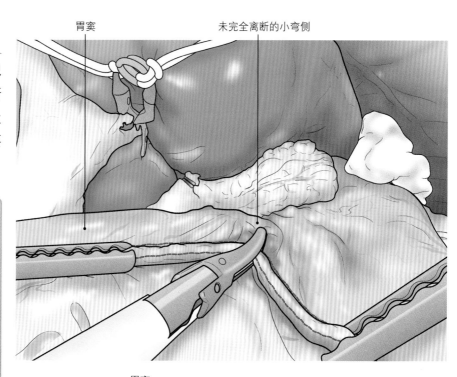

胃窦　　　　　　　　　　未完全离断的小弯侧

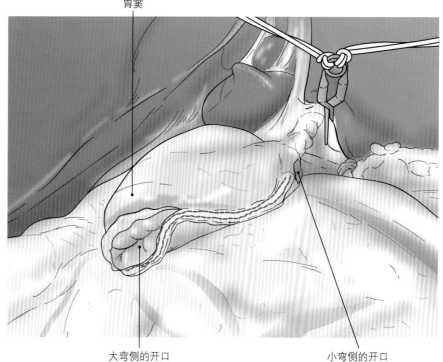

胃窦

大弯侧的开口　　　　　　　　　小弯侧的开口

2 肿瘤近侧胃的离断

离断病灶近侧的胃壁。保留幽门的胃切除术需在2处行胃的离断，必须确保近侧与远侧切缘。近侧胃最好不要太小（当然太多也不好），在保证切缘距离的前提下，不应太偏近侧进行离断。

要点

1. 行术中胃镜检查，在肿瘤口侧可确保适当切缘的位置用闭合器将胃离断。通常用2个60mm闭合钉仓进行离断。从大弯侧开始进行离断，垂直大弯侧进行离断，第2个钉仓朝向小弯侧，稍偏口侧进行离断。
2. 取出标本，确认病变。如切缘距离不够，应根据情况进行快速病理学检查。

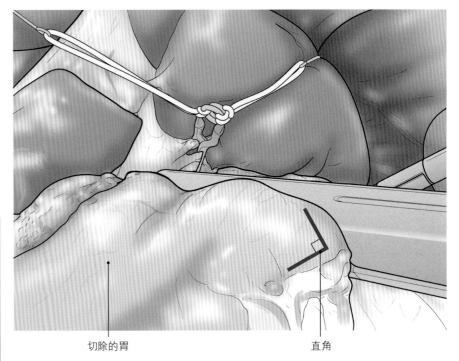

切除的胃   直角

3 后壁吻合

　　近侧残胃的大弯侧开小口，插入闭合器钉仓侧，钉砧侧自胃窦大弯侧的小开口插入，行胃–胃后壁吻合。胃窦大弯插入的钉砧侧的头端自小弯侧小口穿出胃外，也就是钉砧侧贯穿胃（Pierce）。贯通后，激发闭合器，行后壁吻合。

要点

1. 闭合器的插入有两种方法：一种是首先以钉仓侧插入近侧残胃，然后钉砧侧插入胃窦侧并贯通；另一种是首先以钉砧侧插入并贯通胃窦后，再将钉仓侧插入近侧残胃。贯通胃窦稍微需要一点技巧，因此对于新手来说，后一种方法更容易。另外，头端有一定曲度的特殊钉仓贯通较容易。

2. 闭合器将近侧残胃与胃窦靠近、夹闭、激发。

3. 激发时，钉砧侧的胃窦贯通程度（闭合器钉砧头端从小弯侧开口出来多少）有独特的技巧，最好不要出头过多。

4. 激发后，观察确认胃腔内无出血。

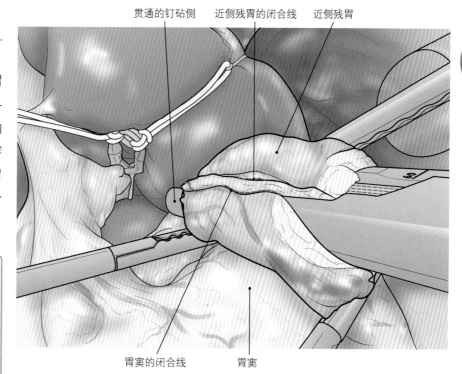

贯通的钉砧侧　　近侧残胃的闭合线　　近侧残胃

胃窦的闭合线　　　　胃窦

4 前壁吻合①

前壁吻合是用闭合器将共同
开口、近侧残胃与胃窦的闭合
线、闭合线之间的吻合线、小弯
侧的开口进行闭合和离断。

要点

1. 共同开口缝合进行假闭
   锁，通常缝合3~4针。
2. 在前壁吻合线、近侧残胃
   闭合线、胃窦闭合线下方
   进行缝合，通常缝合1~2
   针，然后在小弯侧开口的
   最小弯侧缝合，如有必要
   近术者侧亦缝合。

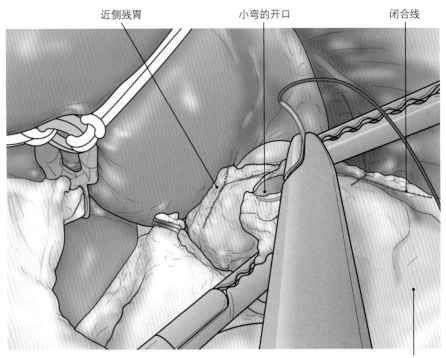

近侧残胃　　　小弯的开口　　　闭合线

胃窦

5 前壁缝合②

将缝好的缝合线上提，自左
下插入闭合器，从大弯侧分2次激
发离断胃壁，吻合前壁。第1次离
断从共同开口至稍近小弯侧。

要点

将缝合线充分上提离断胃组
织。不要完全把缝合线离断。

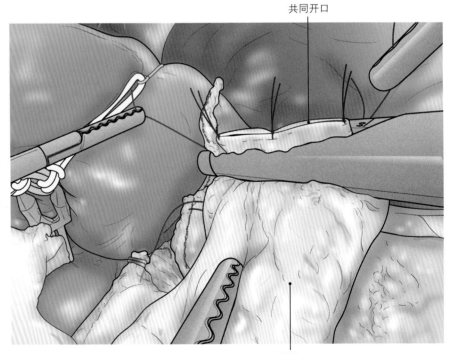

共同开口

胃窦

6 前壁吻合③

第2次离断至小弯侧的开口。

要点

1. 由于离断胃壁后，第2次离断时采用黑色钉仓。虽然可通过左下的穿刺器进入，但从左上的穿刺器进入，有时小弯开口的闭合切除更容易。
2. 小弯侧开口的切除极其重要，将缝合线充分上提，确认开口位于切除范围内以后再激发。
3. 在前壁吻合的大弯、小弯闭合线重合处行加强缝合。

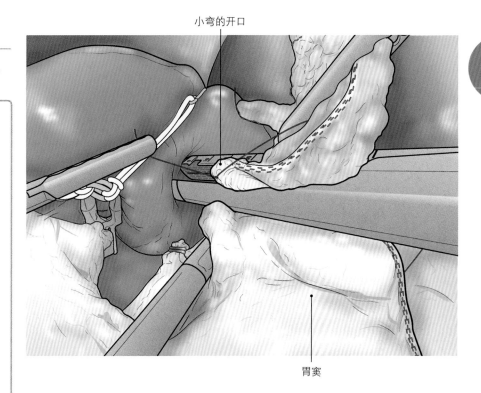

小弯的开口

胃窦

7 内镜确认吻合口

吻合操作完成后，用胃镜确认吻合口。确认吻合是否确切，吻合口及缝合处有无出血，发现问题，适当处理。

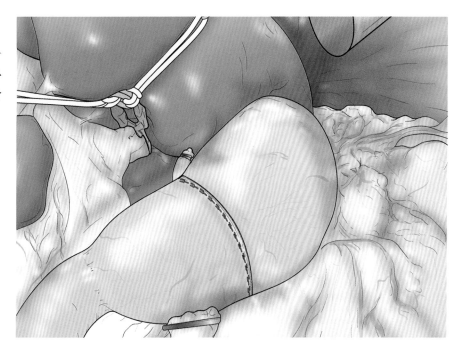

机器人手术 达·芬奇机器人的魅力与灵活应用①（达·芬奇机器人使高难度胃癌手术成为可能——追求根治性与脏器保留）

佐川　弘之，小川　了，早川　俊輔，田中　達也，瀧口　修司

前言

随着技术和器械的进步与手术的定型化，进展期癌的手术也可在腹腔镜下完成。与开放手术相比，腹腔镜手术创伤更小，而机器人的更大优势在于其安全性。即便对于腹腔镜手术尚无定论的高难度手术病例，在理解确切的解剖与机器人手术概念的基础上，机器人手术也会有更好的表现。另外，从术后QOL的观点来看，手术的要素之一是在保证根治性的基础上，通过脏器的保留，维持其功能。机器人系统对于追求精细的手术来说非常有用。本文通过病例介绍机器人手术的技巧。

病例介绍

70余岁，男性，胃体中部前壁见Borrmann 2型肿瘤（tubular adenocarcinoma，moderately differentiated type，管状腺癌，中分化）（图1），精查发现以胰体部为中心的主胰管型IPMN，主胰管扩张达13mm（图2）。胰管镜检查发现主胰管内乳头状病变（图3）。活检诊断胰体部主胰管型IPMA（CA19-9：19.6；DUPAN-2：<25；Span-1：12）。针对胃癌（cStage Ⅰ：T2，N0，H0，P0，M0）及胰体部主胰管型IPMA行机器人辅助远端胃切除及保留脾动静脉与脾脏的胰体尾部切除术（SAV-preserving，SAVP-APDP）。

图1　上消化道内镜检查
胃体中部前壁可见2型病灶。

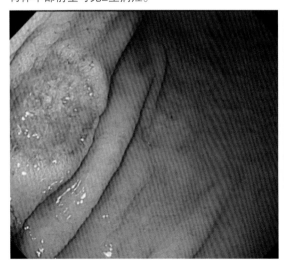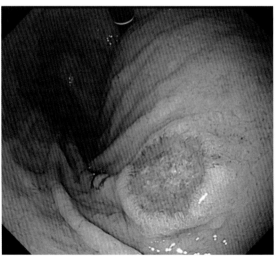

图2　腹部增强CT

可见以胰体部为中心的主胰管扩张，最大直径13mm。

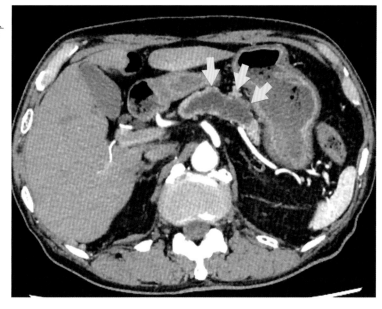

图3　IPMA

a：MRCP检查，胰体部可见主胰管扩张。

b：内镜下逆行胰管造影，胰体部主胰管扩张。

c：胰胆道内镜检查，主胰管内可见乳头状病变。

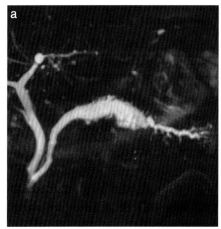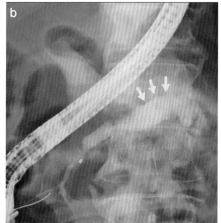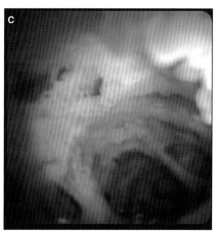

手术概念与手技

　　da Vinci Xi手术中，我们采用双极法（double bipolar method）。机器安装分布如图4所示。在脐部放置8mm套管。保证各操作孔与助手操作孔之间有8cm的距离，于左右侧腹部肋弓下2横指处放置8mm操作孔套管，左侧腹部平脐水平放置12mm操作孔套管。助手操作孔套管为12mm，位于脐部与右侧腹部操作孔之间。

　　胃癌行远端胃切除（D2）。清扫No.6淋巴结时，因该患者需行胰腺离断，故从胰腺下缘入路开始，从肠系膜上静脉（SMV）辨认胃结肠静脉干、胃网膜右静脉（RGEV）（图5）。胃切除后，行消化道重建前开始进行胰体尾部切除。行胰体尾部切除术时，如离断脾动静脉，则脾动脉发出的支配残胃的血供（以胃短动脉为主）就会丧失，导致需行全胃切除或脾脏切除。在手术技术方面，在中枢侧结扎离

图4　器械套管位置

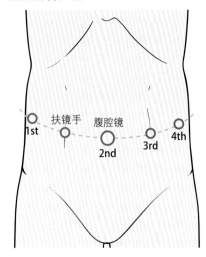

图5　RGEV的确定

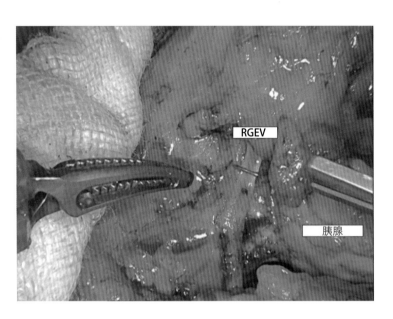

断脾动静脉，胰体尾部整块切除较容易，风险也低。然而，对于这个患者，为保证术后QOL，即防止体重减轻、食欲不振、远期的巨幼红细胞性贫血等全胃切除术后并发症及脾脏切除术后感染的发生，同时注重保留发自腹腔神经丛的迷走神经脾脏支，故选择行保胃保脾的保留脾动静脉、脾脏的胰体尾部切除术（SAVP-SPDP）。确认主胰管的扩张部位，在胰腺组织最薄的SMV上将胰腺离断。在SMV表面，制作胰腺后方隧道，慢工细活地将胰腺离断（图6）。然后，向胰体尾部方向游离胰腺。脾动脉干可分为4部分［胰上段（suprapancreatic part）、胰腺段（pancreatic part）、胰前段（prepancreatic part）、脾门前段（prehilar part）］。脾动脉发出的胰腺支，包括胰大动脉在内，通常为2~3支，应注意脾动脉下缘发出的分支。汇入脾静脉的胰腺支多为2~5支，汇入方向不定，必须谨慎观察与处理。将术前腹腔动脉系统、脾静脉的3D-CTA图像（图7）通过达·芬奇外科系统的Tile Pro功能反映处理，有助于确认术中血管的走行（图8）。另外，达·芬奇手术具有多关节功

图6 离断胰腺

a：辨认肠系膜上静脉。b：在肠系膜上静脉表面，制作胰腺后方隧道。c：闭合器离断胰腺。

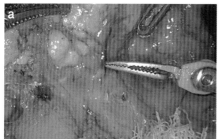

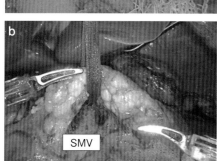

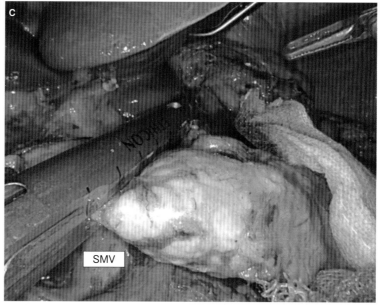

图7 3D–CTA

a：通过术前３D－CTA，把握血管走行。

b：把握肠系膜上静脉与IPMA的位置关系。

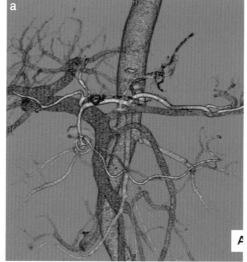

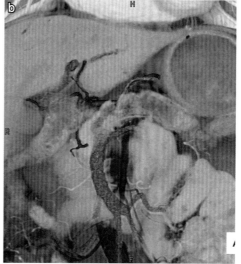

图8 处理脾动静脉的胰腺支

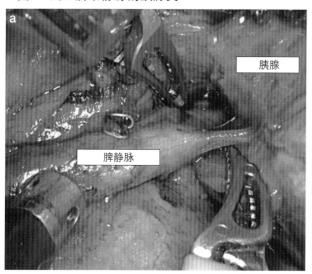

胰腺

脾静脉

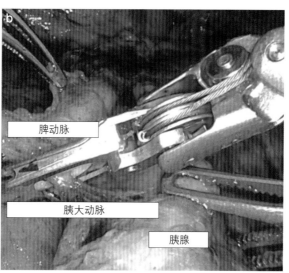

脾动脉

胰大动脉

胰腺

能，增加了脾动静脉胰腺支及胰腺支周围组织的入路选择，多维度活动及防止手的抖动，有助于进行精细的操作。在SAVP-SPDP手术中，处理血管时，对术野的观察非常关键。因此，高倍放大的3D HD影像，提高了解剖识别能力，无疑可提高手术的质量。胰体尾部切除后，静脉注射吲哚菁绿，利用Firefly™进行术中血流评价，确保脾动静脉及残胃血供无问题（图9）。切除的胃标本如图10所示。

机器人手术，对于术前化疗后、胃食管接合部癌、残胃癌等高难度病例具有很好的安全性，可减少并发症的发生。对于该患者这样需追求根治性与器官保留的高难度病例也是非常有效的。

图9　Firefly™评价血流

a：胃切除、胰体尾部切除术后。
b：Firefly™评价残胃血流。残胃浓染，确认无问题。
c：Firefly™评价脾静脉血流。脾静脉未见浓染的血柱（无回流障碍），确认无问题。

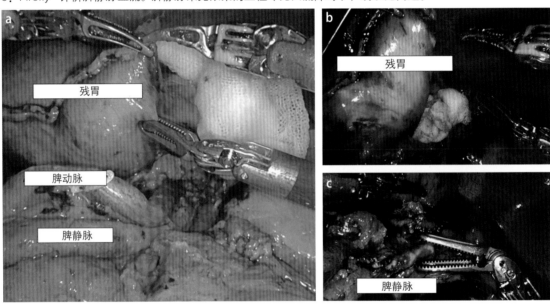

●**图10　切除标本**

a：胃的切除标本（全貌）。

b：胃体中部的2型病变。20mm×25mm，ow（2），aw（-）。

c：胰体尾部切除标本（全貌）。

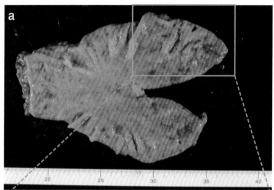

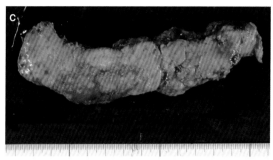

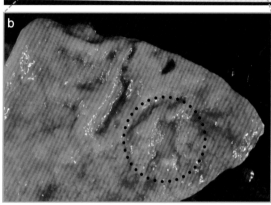

2. 重建方法
腹腔镜下全胃切除术（LTG）
Overlap法

瀧口　修司

1 食管周围的剥离

　　为使闭合器可插至食管左侧，将膈食管韧带的左侧部分切开，以确保闭合器头端有足够的空间。左侧膈肌脚与食管也尽量游离。

要点

1. 食管周围的剥离层面很重要。食管周围有沿左右迷走神经分布的淋巴组织与血管，如需清扫，则只能切除。然而，迷走神经及血管发出分支至食管肌层，在切除这些组织时，往往会出现操作层面过深的情况。在这一层面对食管周围进行游离，则可能显露肌层，增加吻合口漏的发生风险，因此，应有意识地在较浅的层面内切除神经周围的脂肪组织。

2. 有将食管旋转90°后，将食管前后离断的方法。此时，应将下半部分的膈食管韧带离断。即使不离断膈食管韧带，只要腹段食管的长度足够，也可以进行吻合，但从增加食管自由度的角度来说，离断膈食管韧带后，吻合更安全。

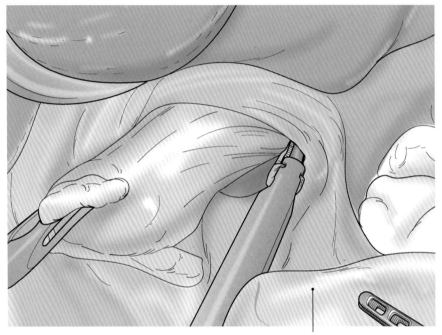

胃（切除标本）

2 上提空肠的制作（通过离断边缘动脉，上提空肠）

下面介绍离断边缘动脉的步骤。嘱助手抓持横结肠，于横结肠系膜背面确认Treitz韧带。不断换手，标记Treitz韧带下方15cm处的肠管，助手抓持该处肠系膜的对侧并向左上腹上提。确认血管，切开靠术者侧的肠系膜，离断边缘血管，确认肠管是否可充分上提。如有张力，则确认边缘血管，沿血管向内侧约2cm处，切开肠系膜。如仍有张力，可离断肠系膜的血管。应确认血管的搏动。

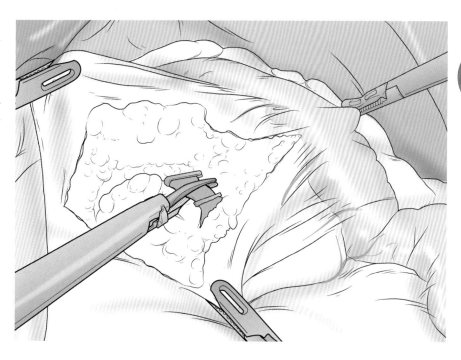

 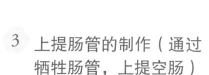

对于肠系膜脂肪过多的患者，有时难以辨认血管走行。此时，应确认血管搏动，用甲紫等进行标记。

3 上提肠管的制作（通过牺牲肠管，上提空肠）

下面介绍牺牲肠管制作的步骤。确认Treitz韧带以下15cm处的肠管，离断流入的血管。术者右手钳子与助手左手钳子配合，将肠管展开、上提。确切处理血管的秘诀是协调血管与能量器械的方向。

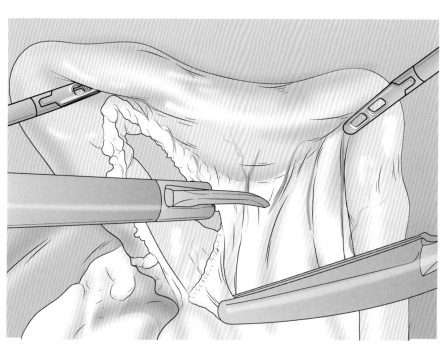

确保牺牲肠管在20cm以上，则肠管可较好上提。

4 上提肠管的离断

用闭合器离断上提肠管。

> **要点**
>
> 也可经辅助切口处理肠系膜。此时，如上提肠管的长度足够，则先进行Y脚的制作，可缩短手术时间。

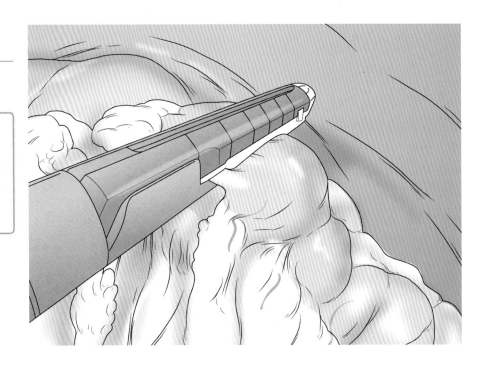

5 上提肠管的标记

完成上提空肠的制作后，将空肠上提至吻合处，确认无张力。此时，确认肠管无扭转，用甲紫标记肠系膜附着处。

> **要点**
>
> 防止犯错的秘诀是，对于任何病例都充分展开肠系膜，使肠襻呈C形等形态。

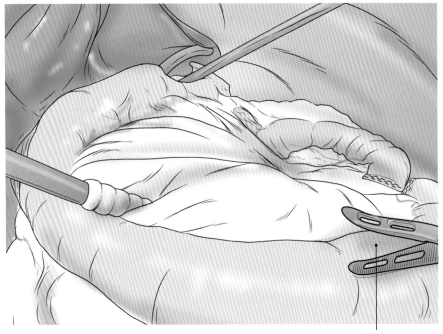

上提空肠

6 确认肠系膜的紧张度

认真进行吻合模拟，包括观察肠系膜的紧张度等。

要点

如大网膜肥厚，上提肠系膜张力高，可对半离断大网膜，制作肠管及系膜通过的通道。

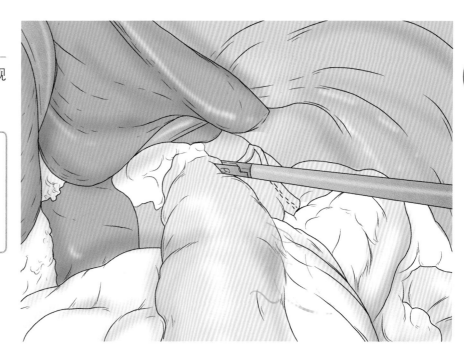

7 切开食管断端

助手双手钳子抓持食管断端，沿食管右侧的闭合线切开食管约1cm。

要点

助手双手钳子调整闭合线的角度，使之与术者右手能量器械的轴相适应，即可切开食管，避免切至闭合钉。

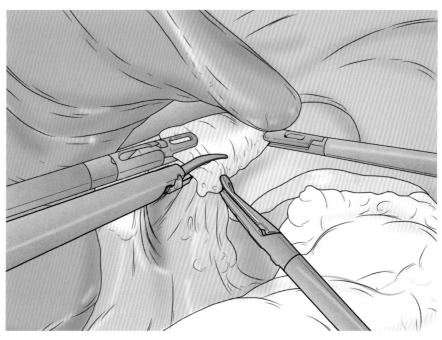

8 拉出胃管

为便于引导闭合器的插入，放置胃管，将胃管自口侧插至食管切开处，将胃管顶出的黏膜切开，将胃管拉至腹腔。

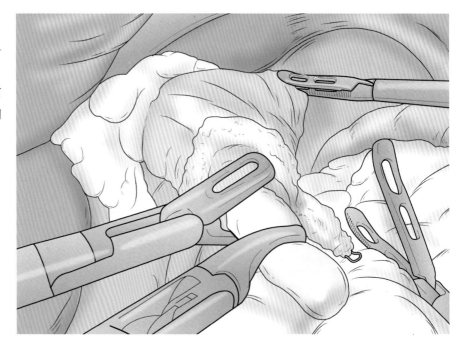

9 确保食管裂孔处有足够的空间

确保食管裂孔处有足够的空间很重要。根据闭合器在食管内的预定吻合位置，适当切开膈肌脚。

要点

吻合时的阻力，难以区分是来自肠管还是来自膈肌脚。这是因为闭合器大，阻力难以传递。因此，对于估计可能产生阻力的地方，应确保有空间。

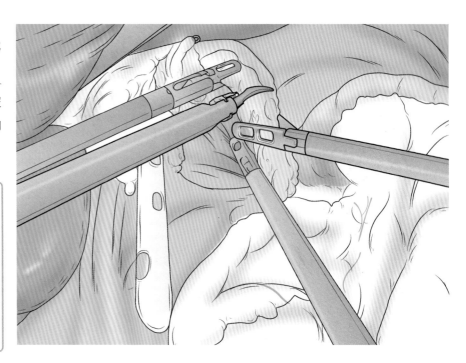

10 闭合器钉仓侧插入小肠

距空肠断端约6cm处，开小口，插入闭合器的钉仓侧。

> **要点**
>
> 可采用超声刀制作空肠开口，仅在头端约2/3的部位夹住空肠并切开。如黏膜未切开，再用超声刀的工作面刀头将黏膜切开。

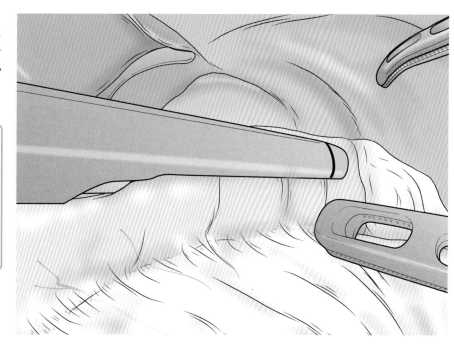

11 在胃管引导下将闭合器插入食管断端

将自食管断端拉出的胃管向口侧适当退回，食管外留约2cm，如同夹住胃管一般，将闭合器的钉砧侧插入食管，一旦明确钉砧侧进入食管内，则将胃管拔除至20cm处。

> **要点**
>
> 胃管的控制很重要。有人报道在闭合时夹住胃管可导致意外。一般胃管多由麻醉师帮助控制，但如麻醉师对于吻合方法不熟悉，再细心给予口头指示，充分交流。

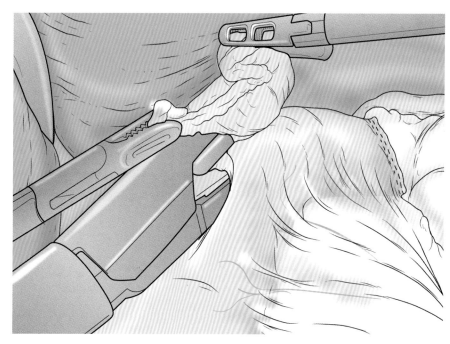

12 闭合

　　使用闭合器的头端约40mm将
食管与空肠拉至同一水平后，激
发闭合器进行闭合。

要点

> 因闭合器的种类不同，有时
> 可出现夹闭时错开或开始闭
> 合时滑出等情况，应了解不
> 同器械的特点。

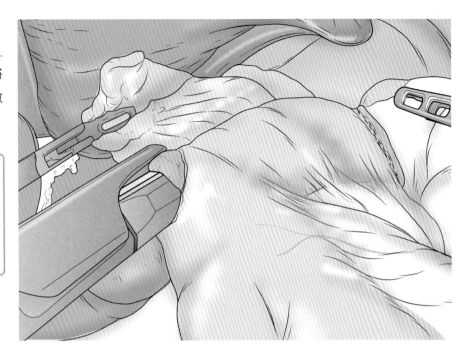

13 确认出血

　　从共同开口确认吻合线，确
认没有出血。

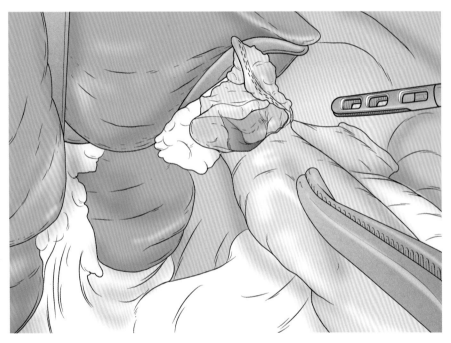

14 关闭共同开口

共同开口的关闭，可采用间断缝合或连续缝合。如采用连续缝合，则使用可吸收线。

> **要点**
> 关闭共同开口时组织缝合应确切，在此基础上还要避免狭窄。

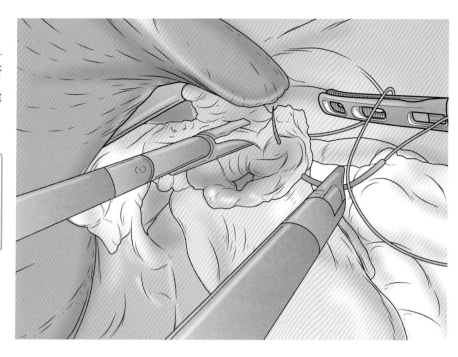

2. 重建方法　腹腔镜下全胃切除术（LTG）　Overlap法

2. 重建方法

腹腔镜下全胃切除术（LTG）

经口钉砧置入法，OrVil™法（含高位吻合）

市川　大辅

1　食管的离断

通常在全胃切除时，将腹部食管进行全周性剥离，离断迷走神经的前后干。助手双手钳子将胃向左侧/尾侧牵拉，术者经右侧腹部的穿刺器插入直线闭合器，垂直食管将其离断。

要点

1. 在食管周围进行游离时，要避免显露食管肌层。找到并拓展食管外膜表面的良好层面，对食管进行全周性游离。

2. 如病灶靠近食管，有时需术中用胃镜确认后行食管离断，但如病灶距胃食管接合部有一定距离，则紧贴腹部食管右侧所见静脉的头侧离断食管。

3. 理论上，闭合器钉腿越高，狭窄等并发症就越少，因此，如对闭合器的选择有困惑，则选择钉腿高的闭合器进行食管离断。

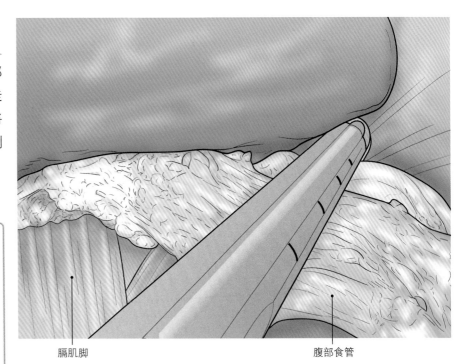

膈肌脚　　　　　　　　　　　　　　腹部食管

2 经口插入钉砧

经口钉砧有21mm与25mm两种，通常采用25mm钉砧，即使身材矮小的女性，插入25mm钉砧也是可能的。将附带胃管经口插入食管，插入时，将有刻度数字的一面朝向前面。

要点

1. 尽管罕见，有时25mm的吻合器难以插入空肠，需事先确认空肠的大小。
2. 如请麻醉科插钉砧，则需再次确认是经口插入的。

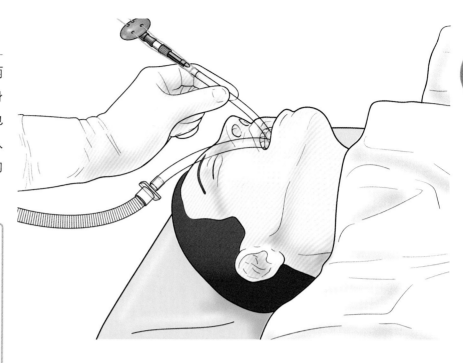

3 将经口钉砧向食管断端引导

术者左手钳子抓持食管断端中央的右侧，助手右手钳子抓持食管断端中央的左侧，于食管断端中央开小口。

要点

1. 有人是在完成空肠的吻合准备后再将经口钉砧引导进入腹腔，但引导至食管断端及放置时，可能出现意外，导致术式的变更，因此首先准备经口放置钉砧。
2. 一旦确认经口钉砧所附胃管的尖端可抵达食管断端后，将其退出数厘米再将食管断端开小口。只要切开断端的闭合线就足够了，千万不要开口过大。

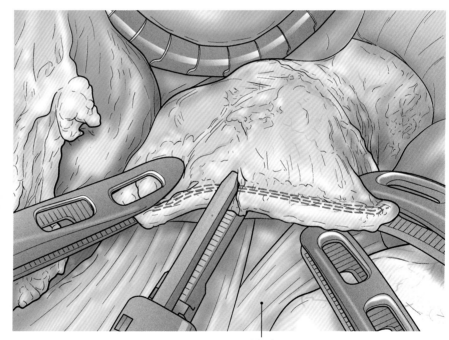

膈肌脚

4 钉砧留置在食管断端

将胃管自左上腹12mm穿刺器拉出至体外，将带刻度数字的一面朝向腹侧，感受胃管阻力的同时缓慢拔出。如拔的过程中，感觉阻力明显，则将钉砧向口侧回拉后再尝试插入。通过食管的生理性狭窄后就可在无阻力的情况下将钉砧拉至食管断端，在食管断端见到中心杆的彩色部分后，剪断钉砧的支持线，将胃管自中心杆拔出，并从腹腔取出。

要点

1. 将钉砧送入口腔时，再次确认钉砧的伞侧是否朝上。
2. 如在梨状窝处感觉有阻力，则在喉镜下确认钉砧是否朝上，利用喉部的伸展及喉镜将其展开。如仍有阻力，则将气管插管的气囊抽出后再次尝试下拉。
3. 钉砧的支持线原则上剪断一侧即可，但如拔胃管时需用力，则不应勉强，将另一侧的支持线也剪断后将胃管拔出来。

5 空肠空肠吻合

将横结肠向头侧展开，确保Treitz韧带下方空肠的长度有30cm。确认上提空肠是否可提至食管断端，在空肠拟离断处的头侧与尾侧分别标记后，经脐部或左侧腹部的辅助切口将其拉出至体外。用直线闭合器离断空肠。距离食管空肠吻合预定处的尾侧约40cm处，行空肠空肠侧侧吻合（Y脚吻合）。

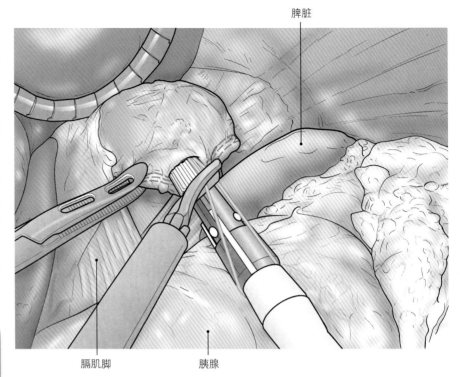

脾脏

膈肌脚　　　　胰腺

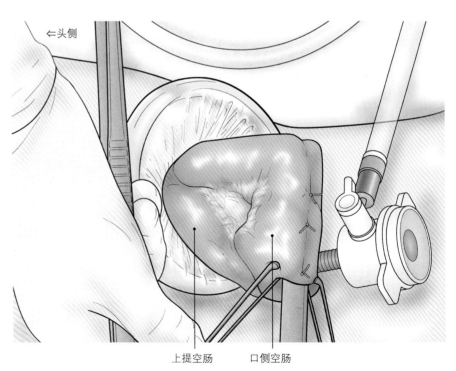

←头侧

上提空肠　　　口侧空肠

要点

应仔细确认空肠起始部。特别是内脏脂肪多的病例及粘连的病例，空肠起始部有时辨认困难，肠系膜下静脉位于空肠起始部的外侧、背侧，通过辨认该静脉来确认空肠起始部。

6 食管空肠吻合的准备

　　切除上提空肠的闭合线，自断端插入吻合器直至预定吻合处，为避免牺牲肠管与吻合器发生移位，用血管吊带进行固定。

要点

1. 如吻合器通过事先开口的手套，在准备过程中手套破裂，将导致操作困难，故一开始吻合器就套2层手套。

2. 在预定吻合处的肛侧，将吻合器的头端前进一点再稍回退，可防止肠系膜侧的肠壁被打到。

3. 如经左侧腹插入吻合器，则食管空肠吻合的视野好，只要固定吻合器和插入侧的空肠就足够了。如经脐部插入吻合器或进行高位吻合，则将输出脚一侧的空肠与插入侧的空肠一并固定在吻合器上，吻合时可减少麻烦。

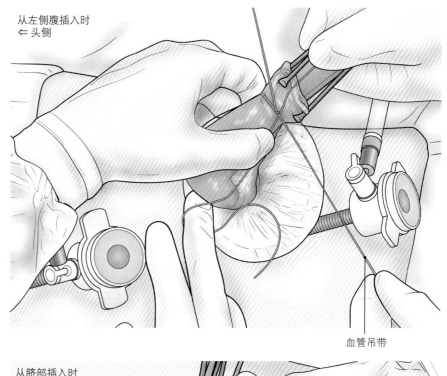

从左侧腹插入时
⇐ 头侧

血管吊带

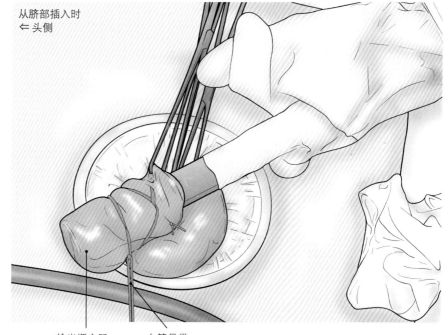

从脐部插入时
⇐ 头侧

输出襻空肠　　　血管吊带

7 钉砧与吻合器对接

将套在吻合器上的手套安装在切口保护器上，再次建立气腹。在腹腔内将闭合器中心杆自肠系膜对侧穿出，与食管断端的钉砧对接。

要点

1. 闭合器自左上腹插入，有助于角度的调整及与吻合器对接时的观察。如吻合器自脐部插入，则应避免为获得较好的视野，在对接时进行过度牵拉，造成过度张力。
2. 顺利进行对接的要点是，钉砧的中心杆与闭合器的中心杆呈直线化。
3. 如果钉砧的中心杆与钳子完全抓持固定，则角度完全固定，对接困难。用肠钳或钉砧钳的头端抓持钉砧的彩色部分，将吻合器往食管侧送，完成对接。

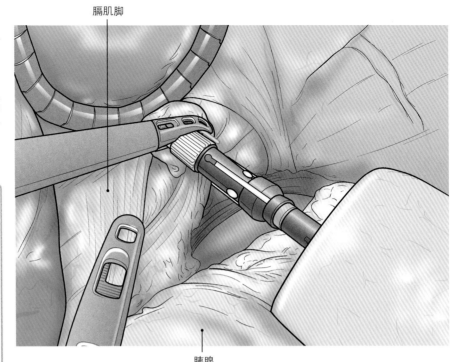

膈肌脚

胰腺

8 食管空肠吻合

确认吻合器中心杆的橙圈完全进入钉砧中心杆后，旋转吻合器旋钮，使食管断端与上提空肠对接。确认无周围组织卷入，再次确认收紧后，肠系膜无扭转、系膜侧肠壁未卷入，进行吻合。剪断固定空肠的胶带，拔出吻合器，插入直线闭合器，离断、闭合牺牲肠管。

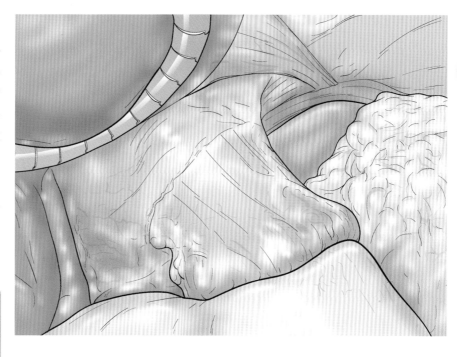

> **要点**
> 1. 吻合器向食管侧送、使食管空肠贴近时，注意不应给予食管过度的张力。
> 2. 吻合后，观察吻合口，检查吻合环是否为全周、全层切除。

9 高位吻合时确保视野

对于浸润食管的病例，必须进行高位吻合，保证良好的视野极为重要。切除部分膈肌，以确保纵隔内良好的视野。首先尝试用能量器械沿2点方向切开左侧膈肌脚约2cm，以确保视野，如吻合位置更高，纵隔内淋巴结也需清扫，则沿0点方向将膈肌切开约3cm以保证视野。

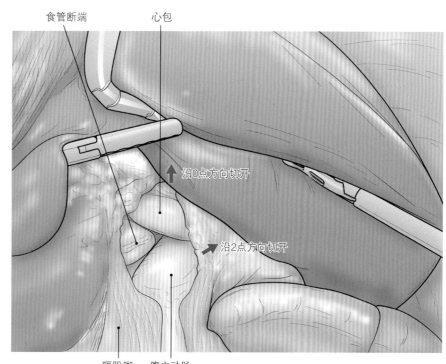

食管断端　　心包

沿0点方向切开

沿2点方向切开

膈肌脚　腹主动脉

> **要点**
> 与开腹手术一样，如将肝左外叶游离后向右侧翻转折叠，并用钳子推压，则右侧进入的术者左手钳子发挥推压的作用，妨碍操作。如自正中插入肝脏推挡钳子，将肝左外叶向腹侧上提、展开，则食管裂孔的腹侧也可在一定程度上展开。

2. 重建方法　腹腔镜下全胃切除术（LTG）　经口钉砧置入法，OrVii™法（含高位吻合）

各论

189

10 实际的高位吻合

经口钉砧的放置与通常的方法一样，从食管断端在中央拉出胃管。高位吻合的钉砧与吻合器对接，与经脐部插入吻合器相比，由于角度的关系经左上腹插入吻合的视野更好。

要点

1. 钉砧与闭合器对接时，肠钳或钉砧钳的头端持钉砧的彩色处。
2. 闭合器向食管断端靠近，使食管与空肠对合，特别是在进行高位吻合时，所有吻合操作均应避免给予食管断端过度张力。

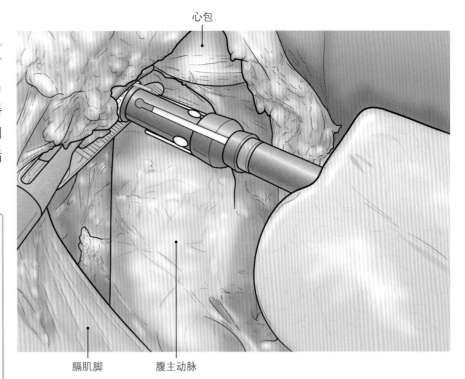

心包

膈肌脚　腹主动脉

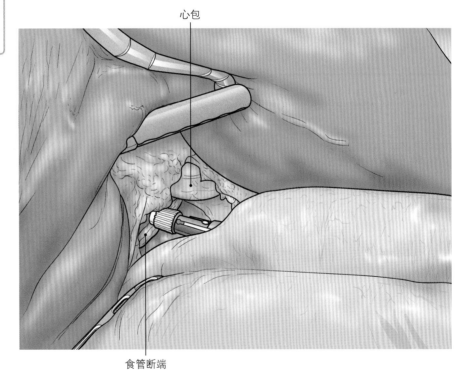

心包

食管断端

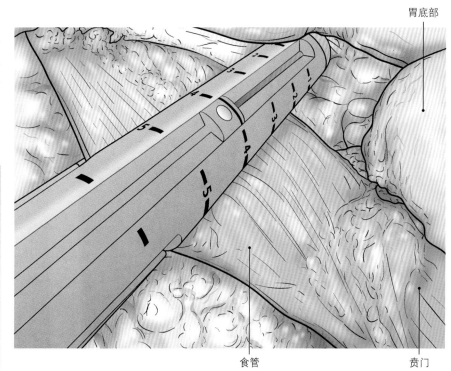

2. 重建方法
腹腔镜下全胃切除术（LTG）
纵隔内吻合

竹内　裕也，平松　良浩，菊池　寛利，神谷　欣志

1　食管的离断

　　在腹腔镜下完成经裂孔下纵隔淋巴结清扫后，用切割闭合器离断食管，经脐部辅助切口（长约4cm）将胃取出体外。

要点

1. 利用术中胃镜，对术前预想的肿瘤近侧的离断线进行确认后，用切割闭合器离断食管。用力牵拉食管，则胃食管接合部以上5cm以内的食管离断可在腹腔内完成，但如超出这个高度，则将切割闭合器的头端伸入纵隔内，完成食管的离断。

2. 在离断食管时，通过术中胃镜确定食管的离断线。助手协助将食管适当逆时针旋转，用切割闭合器沿右前壁向左后壁方向离断食管。

3. 如有可能，则将切除标本近侧的断端送快速病理，确保断端阴性。

胃底部

食管　　　　　　　　贲门

2 Roux-en-Y 脚的吻合

经辅助切口，将空肠提出至体外，于Treitz韧带下方约20cm处用切割闭合器离断空肠，离断肠系膜至动静脉弓。空肠断端以远约45cm处，用切割闭合器行空肠空肠侧侧吻合。共同开口用3-0或4-0可吸收线连续缝合闭锁。为避免内疝，将肠系膜裂孔予以关闭。

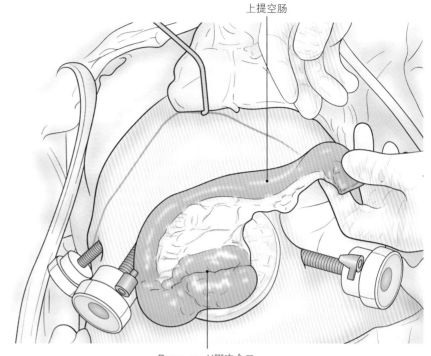

上提空肠

Roux-en-Y脚吻合口

3 将拟与食管吻合的空肠上提

将拟与食管吻合的空肠上提至食管裂孔。

要点

1. 上提空肠时一般采用结肠前入路，但如上提困难，则采用结肠后入路。

2. 如空肠仍无法上提至食管裂孔，则制作牺牲肠管或离断一支空肠动静脉。

3. 术者立于患者右侧进行吻合操作。

4. 由于术后食管会回缩入胸腔，故应保证上提空肠的长度，避免吻合口有张力。

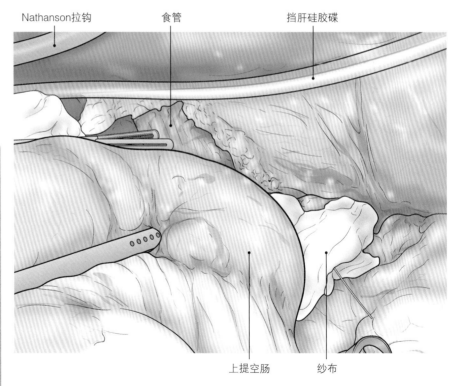

Nathanson拉钩　　食管　　挡肝硅胶碟

上提空肠　　纱布

4 食管开小口

食管已沿右前壁向左后壁离断，切除其左侧1/3的闭合线，在食管上开小口。将鼻胃管的头端自该小口插入腹腔内约1.5cm。

要点

1. 食管开口不宜过大。
2. 食管开口的左侧缝合一针，避免黏膜与肌层分离，该缝线尚可用于助手牵拉。

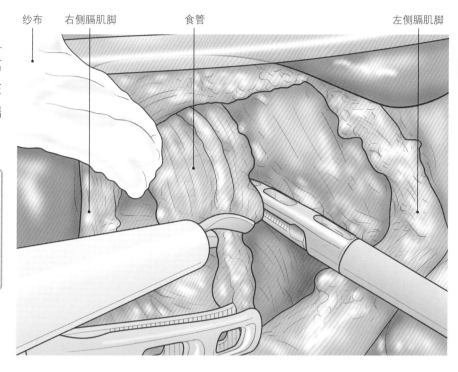

纱布　右侧膈肌脚　　食管　　　　　　左侧膈肌脚

5 空肠开小口

距断端约4.5cm处的空肠对系膜侧开小口，插入45mm切割闭合器的钉仓侧。

要点

1. 空肠开口不宜过大。
2. 上提空肠行断端包埋缝合，缝合线可用于助手牵拉。

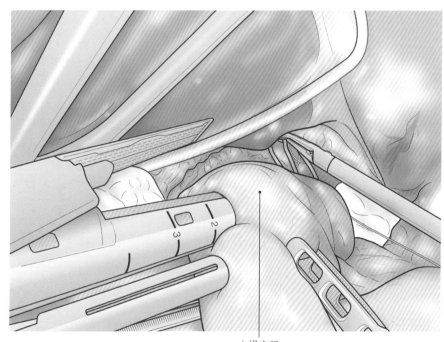

上提空肠

6 钉砧侧插入食管

　　将插入钉仓侧的空肠向头侧上提，在经鼻胃管的引导下，将闭合器的钉砧侧插入食管。

要点

　　为避免钉砧侧插入黏膜下层，将钉砧侧沿自食管端伸出的鼻胃管的上方边下压边插入食管。激发时，为避免胃管被夹入闭合器，应将胃管事先拔出足够长度。

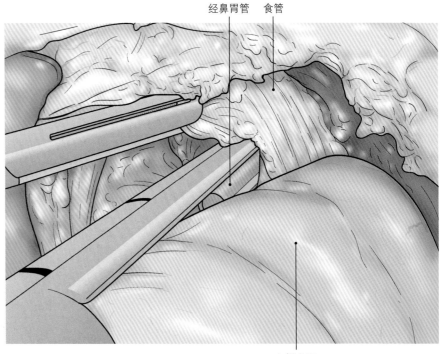

经鼻胃管　食管

上提空肠

7 切割闭合器的插入

　　将切割闭合器沿食管左壁和空肠系膜对侧插入约40mm后激发。

要点

　　1. 插入闭合器时，应使钉砧侧与钉仓侧中间的食管与空肠在同一水平。
　　2. 特别要注意避免钉砧侧或钉仓侧的头端刺破食管或空肠。

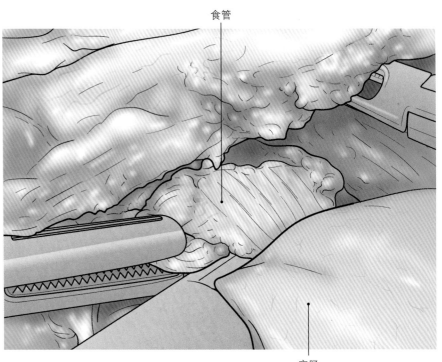

食管

空肠

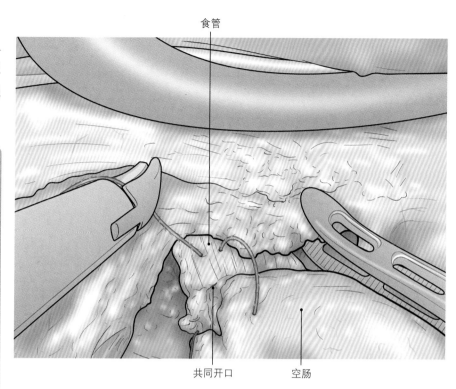

食管

共同开口　　**空肠**

8 共同开口的缝合闭锁

共同开口两侧分别用3-0可吸收线缝合1针后，用3-0可吸收线连续全层缝合闭锁。

要点

1. 术者立于患者右侧，通常缝合8针或9针关闭共同开口。采用倒刺线进行吻合操作更容易。

2. 食管与空肠务必全层缝合。

3. 吻合完成后，腹腔镜及胃镜下确认无吻合不完全之处。最后通过胃镜下充气进行测漏试验。

各论

2. 重建方法　腹腔镜下全胃切除术（LTG）　纵隔内吻合

195

机器人手术　达·芬奇机器人的魅力与灵活应用②
（达·芬奇手术是腹腔镜手术的延伸，还是开腹手术的延伸？——横结肠造口患者的机器人辅助胃切除术）

早川　俊輔，佐川　弘之，大久保　友貴，小川　了，瀧口　修司

前言

　　机器人辅助手术也属于腹腔镜下手术，但因其具有多关节功能及立体、放大视野，使直感操作成为可能。只是对于各个病例而言，需充分把握4个操作臂上装载的钳子在视野外的位置关系。从感觉上来说，与腹腔镜手术相比，机器人手术更接近于开腹手术。本文介绍横结肠造口胃癌患者进行机器人辅助远端胃切除术的经验及手术技巧。

病例资料

　　70岁，男性患者，既往因直肠癌穿孔，行开腹直肠切除术+右上腹横结肠造口术。发现胃角大弯侧2.5cm的0-Ⅱc型病灶（活检为腺癌）。精查诊断cStageⅠ：T1b，N0，P0，M0，行机器人辅助远端胃切除术。

手术技巧与机器人手术的特点

　　在笔者所在科，一般机器人辅助远端胃切除的操作孔分布如图1a所示，但该患者右上腹有横结肠造口，对1号臂钳子的操作范围造成影响，存在腔内损伤横结肠的可能，故将所有操作孔向患者左侧移动4cm（图1b）。腹腔内除小肠与造口肠管有轻度粘连外，无其他部位的粘连（图2），经腹腔掌握造口肠管的状况。在此基础上，尽量避免术野外损伤造口肠管的可能性，确保操作空间，在造口头侧放置5mm穿刺器，以潘氏引流管全周包绕造口肠管，小心向头侧方向牵拉（图3）。本次手术中，我们认为最容易损伤造口肠管的是清扫No.6淋巴结时的1号臂钳子，在操作时也应加以注意。在1号臂钳子进出时，镜头充分确认其路径，助手手动插入钳子时，为避免钳子接触造口肠管，应有意识地稍偏内侧方向。另外，采用通常的外科医师控制台分布方法，操作时1号臂钳子难免导致造口肠管损伤（图4a），故想象控制台内，术者左手前方有人工肛门，操作时有意识地保持和人工肛门的距离（图4b）。除此以外，通过偏左侧的操作孔很顺利地完成了手术（手术时间：276min；出血量：54mL）。

图1 穿刺孔分布

a：通常的分布。

b：偏左侧的分布。

a

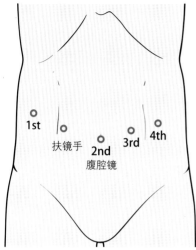

b

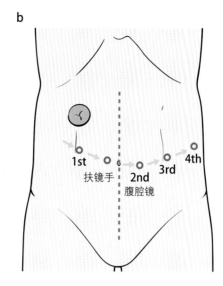

图2 经腹腔所见造口肠管状况

除造口肠管外，无其他粘连。

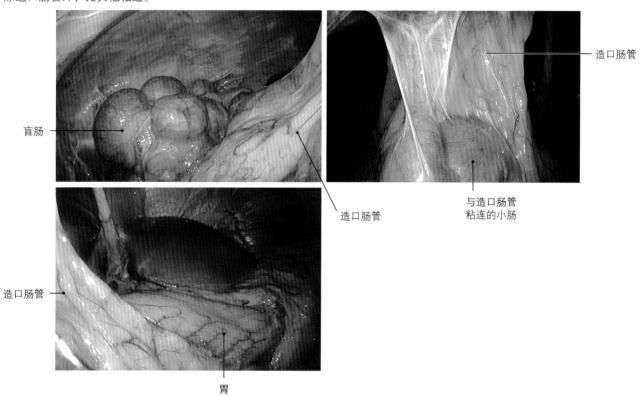

盲肠

造口肠管

造口肠管

与造口肠管
粘连的小肠

造口肠管

胃

● **图3　牵引造口肠管，确保操作空间**

用潘氏引流管包绕造口肠管，向头侧牵拉。

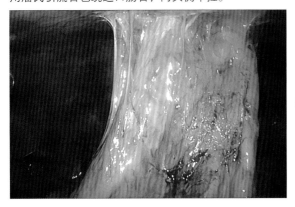 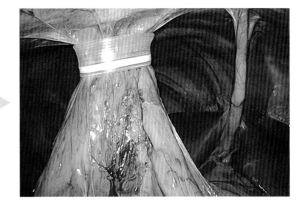

● **图4　注意造口肠管，经外科医师控制台进行手术**

a：通常腕部操作时，1号臂与造口肠管相互干扰。

b：操作时，想象控制台内存在造口肠管，避免与造口肠管互相干扰。

a

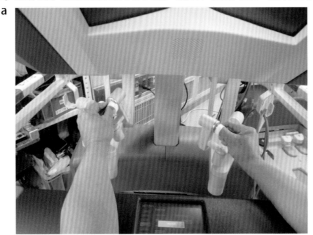 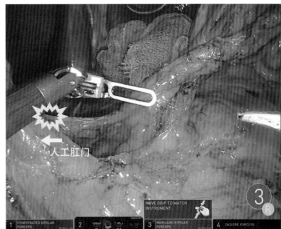

b

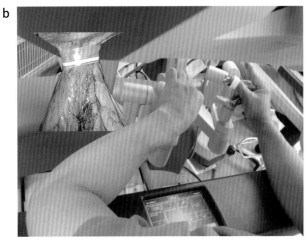 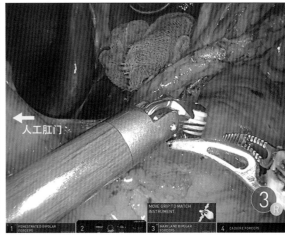

对于该患者，利用机器人的多关节功能、立体放大视野等特点，避开障碍（造口肠管），顺利地完成了胃切除术。

机器人具有多关节功能，与腹腔镜手术相比，手术感觉更类似于经控制台的开腹手术。机器人手术虽然属于腹腔镜手术的一种，但感觉操作有时更接近于开腹手术。机器人手术未必是腹腔镜手术的延伸，有时也具有开腹手术的元素，应根据不同的状况进行手术操作。这样，就有可能完成迄今为止不可能完成的复杂手术。

2. 重建方法

腹腔镜下近端胃切除术（LPG）

观音法

西﨑　正彦

1　食管的离断

助手左手抓持胃体上部小弯侧，右手抓持胃底前壁，将食管向腹侧牵拉。将食管周围组织小心剥离，根据肿瘤位置，用闭合器离断食管。

要点

1. 将沿食管走行的迷走神经全部离断，但尽量保留肌层周围的薄层结缔组织。
2. 充分剥离食管裂孔，确保在适度的张力下食管有5cm的游离长度。
3. 食管离断后，自脐部切口拉出至体外，为避免体外操作期间残胃有淤血，将脐部辅助切口适度延长。

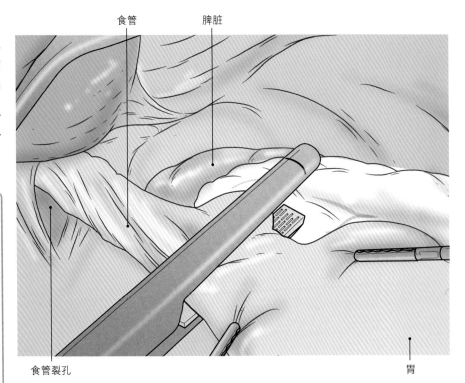

食管　　　脾脏

食管裂孔　　　　　　　　　　　胃

2 浆肌瓣的制作①

确认肿瘤的位置，用闭合器行近端胃切除。距残胃大弯侧断端3~4cm处设定为浆肌瓣的上缘，根据上川的原法确定浆肌瓣的大小，标记宽2.5cm、高3.5cm的H形浆肌瓣。

要点

1. 如残胃大，浆肌瓣的上缘距离残胃大弯侧断端4cm以上亦无不可。越靠近胃的远侧，胃的肌层越厚，浆肌瓣制作更容易，且人工胃底（假穹隆部）越大。

2. 最近，也有些中心将浆肌瓣远侧的宽度适当延长至3cm。

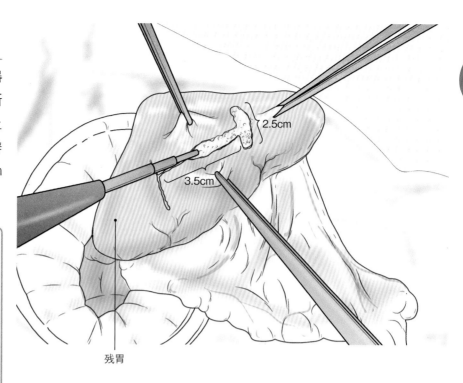

2.5cm

3.5cm

残胃

3 浆肌瓣的制作②

沿标记制作浆肌瓣。术者左手、助手的双手自3点给予适当张力，用电刀切开浆膜，再小心切开肌层。辨认肌层与黏膜下层之间的结缔组织，制作右侧浆肌瓣，然后再制作左侧浆肌瓣。浆肌瓣制作完成后，距剥离面下缘约8mm处，横向切开黏膜用于吻合，充分吸引胃内容物。

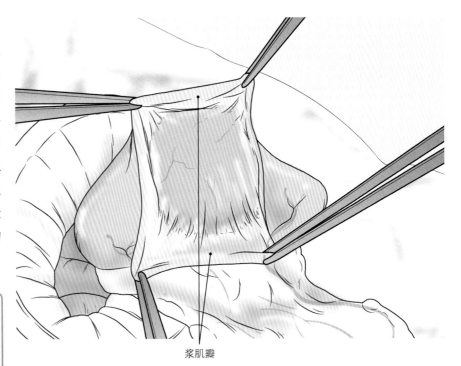

浆肌瓣

要点

1. 尽量保留肌层与黏膜下层之间的结缔组织，则浆肌瓣一侧可制作完整的浆肌瓣。

2. 相反，如浆肌瓣一侧的肌层被去除，则浆肌瓣变薄，影响血流，故制作浆肌瓣时应不时确认浆肌瓣的厚度。

3. 最好在显露黏膜下层血管的层面剥离，黏膜下层有走向肌层的穿通血管，如有出血，则仔细止血。

4. 黏膜损伤或止血时烧灼过度，则用4-0单股线进行缝合加强。

5. 横行的黏膜吻合口不应小于食管横径，宁可偏大一些。

4　食管与残胃的固定

　　将残胃放回腹腔，牵拉食管断端，通过体内操作，将剥离面上缘的浆肌层与食管断端上方5cm处的食管后壁用可吸收线缝合4针加以固定。牵拉后5cm的食管将被包埋在残胃黏膜与浆肌瓣之间，由于食管会回缩，黏膜可伸展，长度5cm的食管正合适。如埋没食管的长度不够，难以有效发挥抗反流作用，因此固定的这4针很重要。然后，切除食管断端的闭合线。

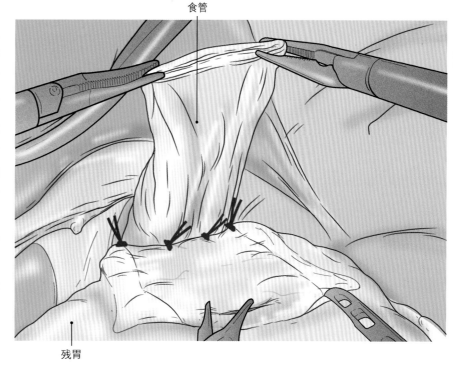

食管

残胃

要点

1. 固定的这4针需在最深部缝合打结，难度很大。关键是助手右手应牢牢抓住食管断端，向腹侧或腹壁侧充分牵拉，以确保视野与操作空间。
2. 采用倒刺线可缩短缝合打结的时间。

5　吻合操作（缝合）

　　在吻合口的后壁食管全层与胃黏膜层进行缝合。上川的原法是连续缝合，用4-0单股可吸收线从左向右进行缝合，注意避免大幅进针、收线过紧。如采用间断缝合，则缝合7针。

要点

1. 也可采用倒刺线缝合，但如过度收紧，可导致狭窄，应引起足够重视。
2. 记住针幅要小，针距宜大，注意避免损伤食管肌层。
3. 间断缝合时，为避免瘢痕所致狭窄，每个结不宜太紧。

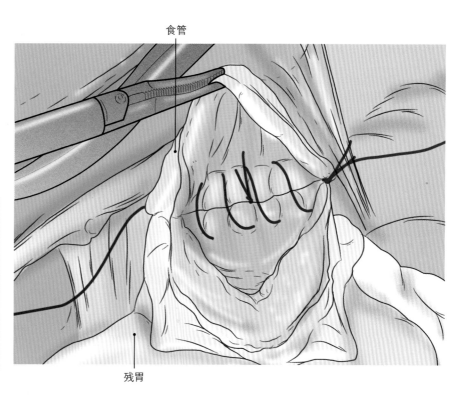

食管

残胃

6 吻合操作（前壁）

前壁缝合采用分层缝合法。黏膜层采用4-0单股可吸收线从两侧开始进行连续缝合，在中央附近打结。食管肌层与胃浆肌层行间断缝合7针。

> **要点**
> 1. 也可采用倒刺线进行缝合。
> 2. 食管肌层容易纵向裂开，因此，缝合时助手左手将残胃前壁向食管方向稍稍推压，小心打结。

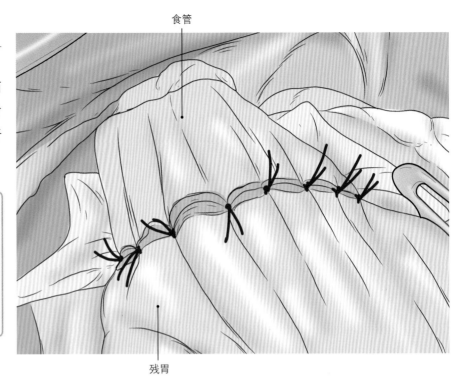

食管

残胃

7 浆肌瓣的缝合

最后缝合浆肌瓣。采用3-0可吸收线，将左右两侧浆肌瓣的内侧下缘与吻合线下方不到1cm处的胃壁间断缝合。再向上缝合2~3针，将浆肌瓣并拢，避免拉得太紧对于防止狭窄很重要。以食管后壁与浆肌瓣剥离面上缘的固定缝合线为参考，将双侧浆肌瓣上缘与食管壁缝合固定3~4针，使双侧浆肌瓣呈Y形。这样，剥离的胃黏膜就完全埋没了，浆肌瓣下缘与胃壁缝合固定4针，完成浆肌瓣的缝合。

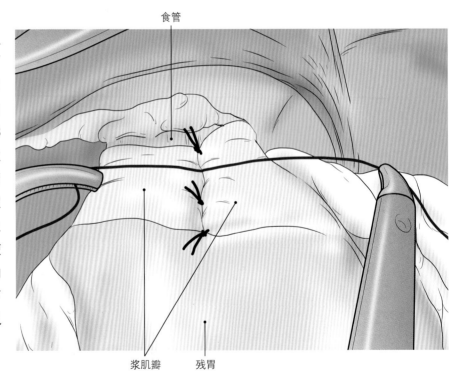

食管

浆肌瓣　残胃

> **要点**
> 1. 如左右两侧的浆肌瓣难以合拢，则将浆肌瓣外侧下缘的浆肌层切开少许即可。
> 2. 也可采用合适的倒刺线缝合。
> 3. 左右两侧的浆肌瓣拉得太紧，可能导致难治性狭窄，必须充分注意。

8 完成吻合

如原本就存在食管裂孔疝或因手术操作导致食管裂孔过度开大，则将食管裂孔缝合、缩小。如人工胃底部被左侧膈肌脚压迫所致的HIS角过大，则将人工胃底部与食管左侧壁缝合1~2针。视情况放置经鼻胃管与腹腔引流管，尽管这并非必须。

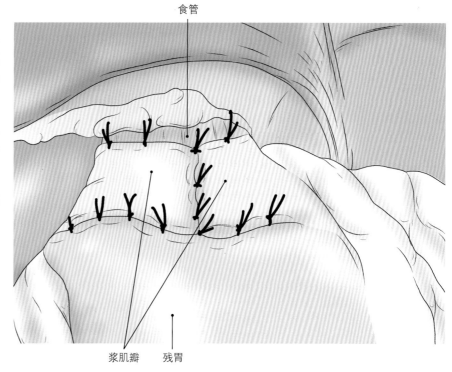

食管

浆肌瓣　残胃

各论

2. 重建方法　腹腔镜下近端胃切除术（LPG）　观音法

2. 重建方法
腹腔镜下近端胃切除术（LPG）
双通道重建

稲木　紀幸

1　胃体与食管的离断

如适合行近端胃切除，则沿可保留1/3～1/2胃容积的离断线离断胃体，根据肿瘤的位置，确定腹段食管的离断位置。

> **要点**
>
> 如在高位离断腹段食管，则用吊带牵拉腹段食管，对食管周围进行游离。从避免触碰贲门附近肿瘤的角度与有效牵拉的角度来说，悬吊牵拉是有效的手段。
>
> 将腹段食管顺时针旋转45°，沿背侧—腹侧方向闭合离断食管。

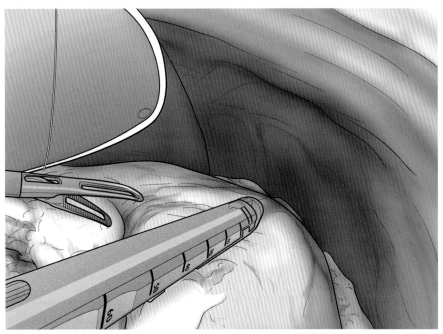

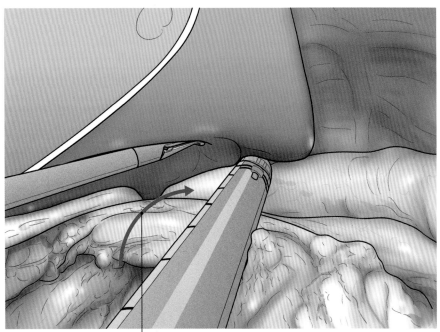

顺时针旋转45°

2 上提空肠的制作

于Treitz韧带下方25cm处离断空肠。为确保空肠可上提，牺牲一段肠管。牺牲肠管的长度根据体型调整，多为15~20cm。向上试提空肠，确认空肠可上提吻合。

> **要点**
>
> 助手的2把操作钳抓持空肠，使之呈直线，并与术者能量器械的轴相适应。如牺牲了肠管，则空肠仍无法充分上提，考虑结肠后入路或离断边缘动脉，解除张力。

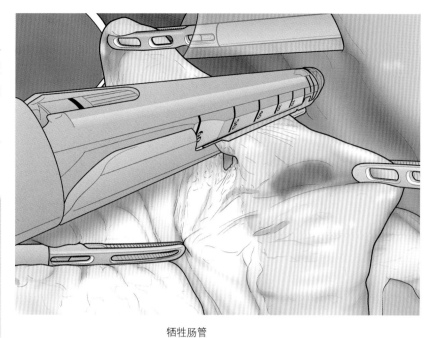

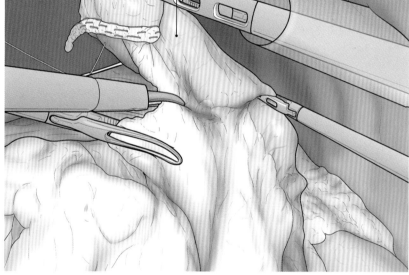

牺牲肠管

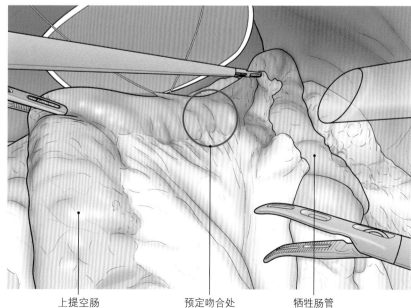

上提空肠　　　预定吻合处　　　牺牲肠管

3 Y脚的制作

距食管空肠吻合口55cm处，用高频电刀于上提空肠处开小口。输入脚一侧的空肠也同样开口，闭合器的钉砧侧插入上提空肠的开口，再将闭合器的钉仓侧插入输入脚一侧的空肠，使闭合器的钉砧侧与钉仓侧插入长度一致，激发闭合。用15cm长的3-0可吸收倒刺线将共同开口连续全层缝合。然后，经辅助切口在直视下离断牺牲肠管。

> **要点**
>
> 利用吻合器械行空肠侧侧吻合时，将闭合器像操作钳一样，逐步插入空肠的开口，夹持并激发。如共同开口难以在体内进行缝合，则也可在胃标本取出后，经辅助切口于直视下进行缝合。

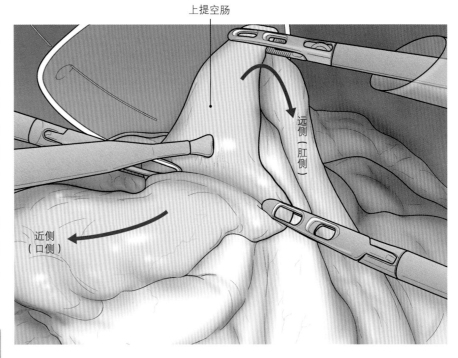

上提空肠

远侧（肛侧）

近侧（口侧）

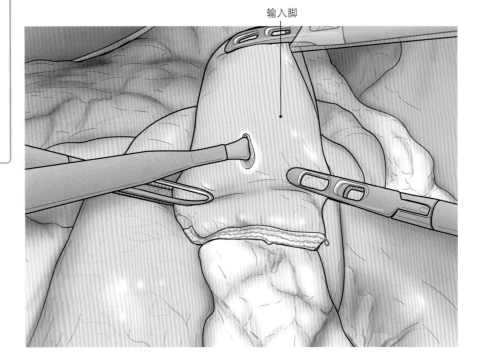

输入脚

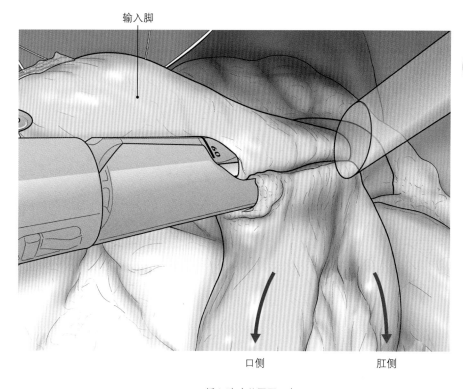

输入脚

口侧　　　　　　　肛侧

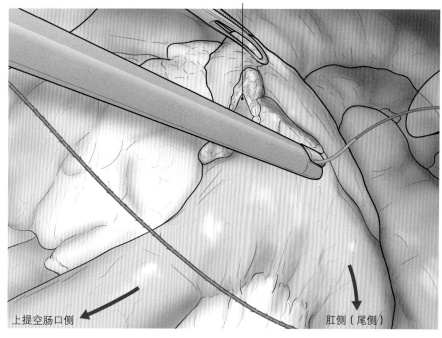

插入孔（共同开口）

上提空肠口侧　　　　　　　　　　　肛侧（尾侧）

4 食管断端的准备

　　食管断端的闭合线行包埋缝合。此时，采用15cm长的3-0可吸收倒刺线，沿腹侧、背侧方向运针，缝合完成后，线尾留长一些。为进行Overlap吻合，于食管断端的一角开口，此前包埋的背侧端，在麻醉师插入的经鼻胃管的引导下，用高频电刀做开口。开放的小孔周围全层缝合2~3针。

> **要点**
>
> 对于Overlap吻合，在腹腔内将食管断端有效牵拉是关键。为进行保护性牵拉，可牵拉包埋食管断端的倒刺线尾部，与操作钳直接牵拉断端相比，牵拉倒刺线的方法组织损伤小。对于高位离断腹段食管的病例，这一方法特别有效。

食管断端

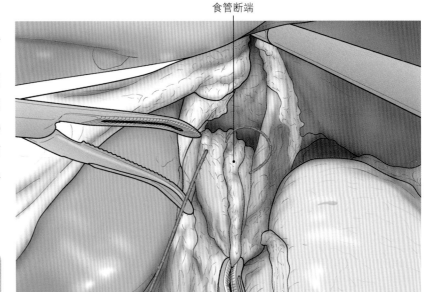

于食管断端背侧开小口　食管断端的闭合线

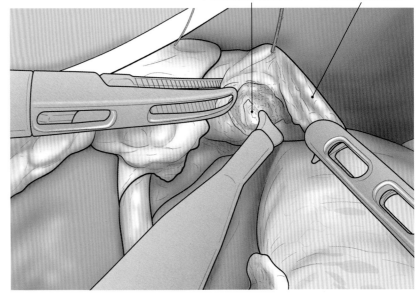

小开口周围全层缝合

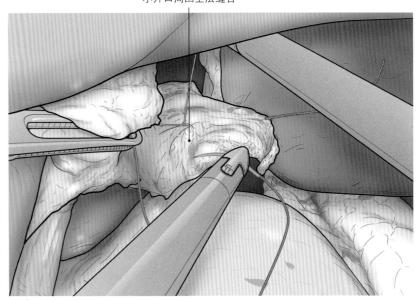

5 食管空肠Overlap吻合

在离断牺牲肠管时，于直视下将闭合器的钉砧侧插入上述的上提空肠小开口，夹持并上提空肠至食管断端附近，术者左手钳子持续牵拉倒刺线线尾，在经鼻胃管的引导下，将闭合器钉仓侧插入食管。不要一次性插到底，反复夹持、放松、调整，使食管与空肠插入长度一致。闭合器激发后，经内腔确认闭合线。共同开口用15cm长的3-0倒刺线连续缝合一层。由于开始缝合时，倒刺线尾部呈环状，故在缝合端稍偏近侧开始缝合第一针。缝合结束时，应稍微超过缝合端（Over run），再回缝2~3针（Back suture），最后剪线，完成缝合。缝合结束后，利用经鼻胃管进行测漏试验。

Overlap吻合采用钉仓长度为30~45mm的闭合器，正确处理，进行确切的闭合。缝合共同开口时，应切实缝到浆肌层，黏膜层稍带上即可。这样，黏膜层不会外翻，缝合一层就很漂亮。即使残胃侧（译者注：应为食管侧）与空肠侧的缝合长度不同，只要看到全貌，即可很好地进行缝合。

食管断端

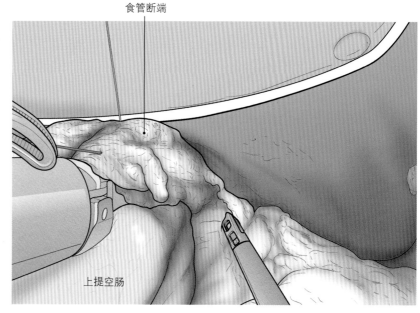

上提空肠

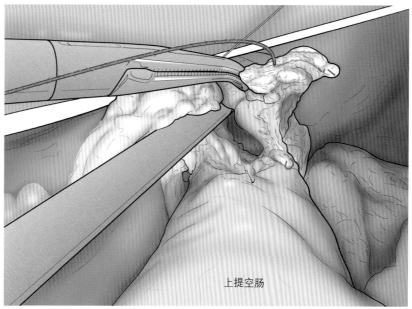

上提空肠

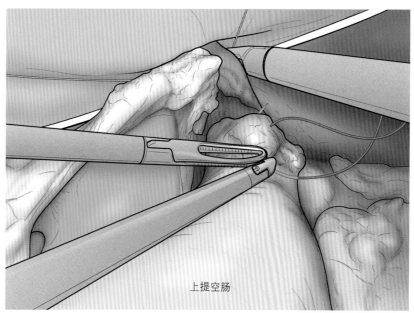

上提空肠

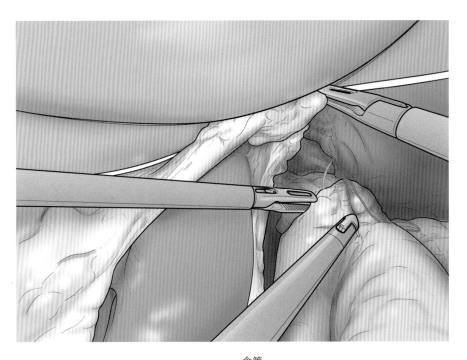

食管

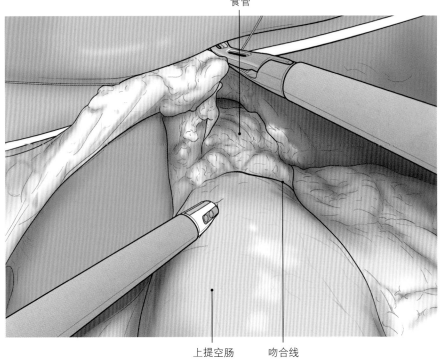

上提空肠　　　吻合线

6 空肠残胃NI吻合

双通道吻合时，将上提空肠与残胃进行吻合，为安全、有效地增加进入残胃的食物，将空肠残胃进行N形扭曲吻合。残胃置于食管空肠吻合口背侧，呈I形，并固定于膈肌脚。这样，残胃空肠吻合就在N形空肠与I形残胃之间。

至于手术流程，首先确保在食管空肠吻合口下方15cm处，用高频电刀开小口。从小开口向远侧用色素进行标记。于头侧方向，用电刀将位于食管空肠吻合口背侧的残胃体部至胃窦前壁开小口。残胃开口周围全层缝合4针。残胃内插入吻合器钉仓侧，助手2把钳子沿空肠的标记线，经小开口向尾侧方向将小肠套在闭合器钉砧侧上。此时，将上提空肠呈N形扭曲，闭合器激发后，确认闭合线。共同开口可在体内缝合，但为缩短手术时间，则采用器械闭合。首先将共同开口的拟闭合线呈V形缝合、悬吊、并拢，然后提起悬吊缝线，用闭合器闭合。确认吻合口后，将残胃近侧小弯侧与膈肌脚分别缝合固定2针。

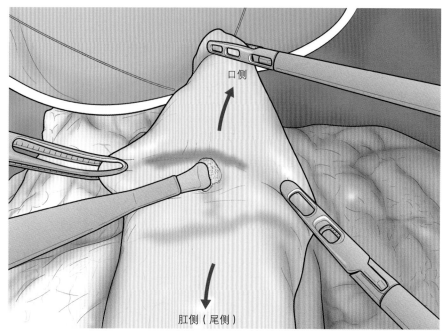

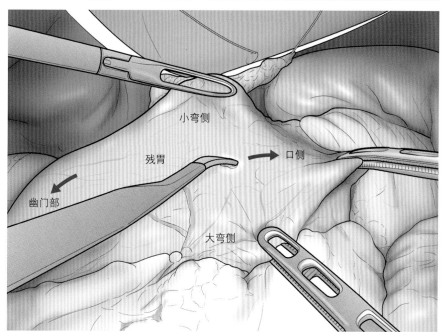

要点

为进行空肠与残胃的N形吻合，闭合器钉仓最好采用60mm的。大幅度扭转，可使进入上提空肠输出侧的食物量最少。残胃的吻合口做在胃体下部至胃窦，食管—空肠—残胃通道呈直线，且具有假胃底的效果，有助于减少术后功能障碍。

残胃小开口的全层缝合

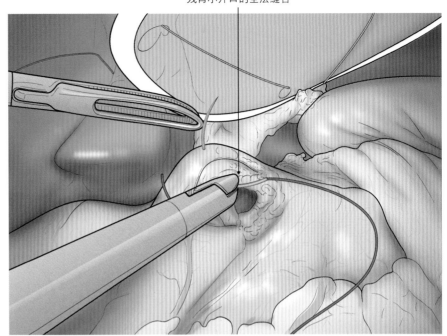

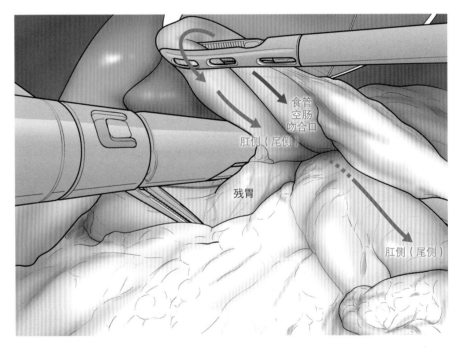

食管
空肠
吻合口

肛侧（尾侧）

残胃

肛侧（尾侧）

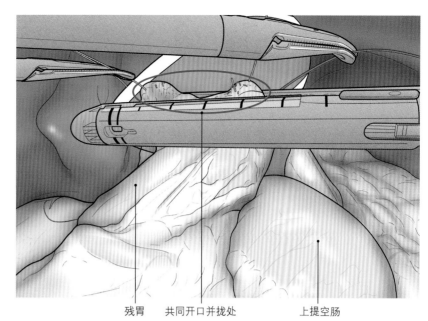

残胃　　共同开口并拢处　　　上提空肠

食管空肠吻合口

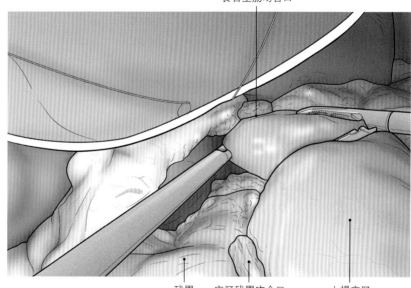

残胃　　空肠残胃吻合口　　　上提空肠

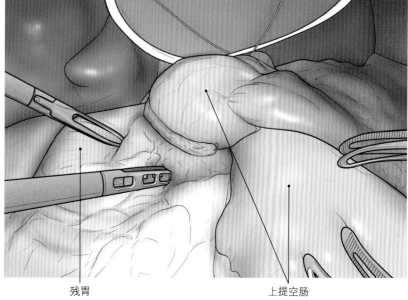

残胃　　　　　　　上提空肠

215

7 Petersen间隙及Y脚系膜裂孔的关闭

必须关闭Petersen间隙及Y脚系膜裂孔。可采用间断缝合或连续缝合，最好应用不可吸收线。将横结肠系膜后叶的浆膜面与上提空肠的系膜缝合以关闭Petersen间隙。Y脚系膜裂孔缝合闭锁，如同将空肠断端藏于系膜内。

> **要点**
>
> 尾侧横结肠系膜与小肠系膜之间的折返点开始向头侧关闭Petersen间隙，采用15cm的倒刺线关闭更简便。

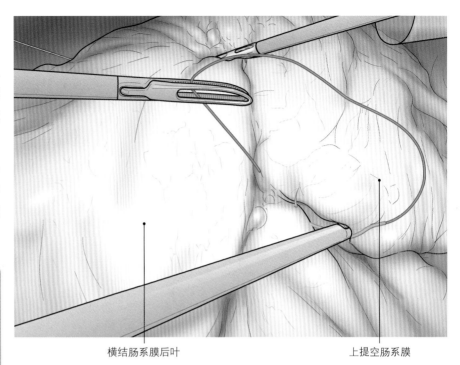

横结肠系膜后叶　　　　　　　上提空肠系膜

8 重建结束

双通道NI吻合是介于间置空肠与传统的双通道吻合之间的一种方法。

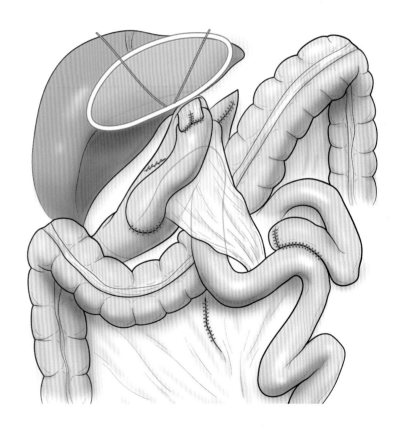

近端胃切除术行观音法重建的极限是什么？

峯　真司，布部　創也

早期胃上部癌行近端胃切除、观音法（上川法，Kamikawa法）重建在本书前面章节已有详述，该术式具有反流少、吻合口漏罕见、无须进行小肠操作等优点。其不足之处是手术烦琐、耗时长，且吻合时需要5cm的游离食管长度。

最近，胃食管接合部腺癌发病率增加，且今后可能继续攀升。我们一直在思考早期胃食管接合部腺癌是否也可采用观音法。另外，伴食管裂孔疝的胃食管结合部腺癌病例也在增加，可以想象，这类胃食管接合部本来就位于纵隔内的病例，吻合操作会极其困难。

对于胃食管接合部癌，一旦术后发生吻合口漏，就会因纵隔炎导致病情危重，因此采用安全可靠的吻合方法是绝对前提。对于特别肥胖的患者，空肠有时难以上提，腔镜下制作可充分上提的空肠襻难度很大。然而，即使是肥胖患者，残胃上提也很方便，吻合口不会有张力。胃食管接合部癌的手术，因吻合口位于处于负压状态的纵隔内，术后往往会出现反流问题，而纵隔内行观音法重建想必也应可有效抗反流。

胃食管接合部癌行观音法重建时，最大的问题在于确保切缘的安全与吻合操作。即使是早期病例也需要一定的上切缘距离，而观音法吻合尚需要5cm的游离食管长度。在实际吻合操作中，黏膜窗头侧的浆肌层与食管断端以上5cm处进行固定时，视野展开非常困难。吻合时，有4种选择：①开腹手术。②开胸手术。③胸腔镜手术。④腹腔镜手术。

①开腹手术，虽然也曾想尝试，但无法在食管断端以上5cm处与残胃吻合时获得足够的视野，只能放弃。尤其是对于肥胖患者，要展开视野进行纵隔内吻合是很困难的。

②开胸手术，左开胸、右开胸都曾尝试过，虽然病例不多，术中也很顺利，不能说吻合很容易，但确切吻合还是有可能的，似乎术后反流也很少。但对于早期癌，仅仅为了吻合而开胸，是经胸入路存在的问题。

③俯卧位胸腔镜手术时，吻合处总是位于画面下方，难以进行缝合。但由于无须开胸，侧卧位胸腔镜也许可以吧。

④腹腔镜手术在吻合时也存在无法确保视野的问题。对于没有食管裂孔疝的病例可能问题不大，但如存在食管裂孔疝，胃食管接合部进入纵隔，即使将裂孔扩大，在狭小的纵隔内（上有心包，左右有双侧胸膜，下方有降主动脉）缝合也是很困难的。因此，对于这类病例，最近有专家选择首先经俯卧位胸腔镜游离下纵隔，然后转为仰卧位，在腹腔镜下行近端胃切除→食管离断→浆肌瓣制作→腹腔镜下吻合的做法。该方法是冈山大学附属医院消化外科的野间医师与白川医师告诉我们

的。采用这个方法，下纵隔淋巴结清扫比较轻松，可缩短手术时间（图1，图2）。切除两侧的胸膜，上抬心包，吻合时可获得良好的视野（图3）。这个方法我们开展了3例。但吻合还是不容易，耗时也较长。术后透视检查发现吻合口及残胃完全进入纵隔侧（图4），在现阶段，我们认为这一高度是观音法重建的极限。

从近侧切缘距离来考虑，即使是上面那样的手术入路，要确保病变以上有足够的近侧切缘距离也是很难的，因此也许该手术的最佳适应证是ESD（内镜下黏膜下层剥离术）术后的追加切除吧。

图1　胸腔镜下的下段食管

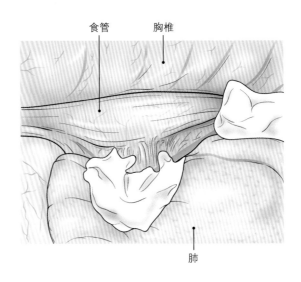

图2　胸腔镜下完成下纵隔淋巴结清扫后

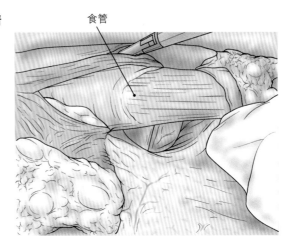

图3　腹腔镜下食管断端以上5cm处缝合固定的场景

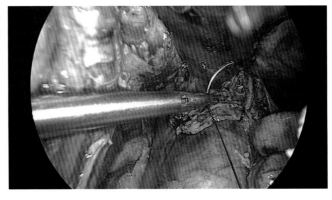

术中胃镜检查也很重要。腹腔镜下无法判断病变部位，难以确定合适的食管游离范围。今后，在俯卧位胸腔镜手术时，通过术中胃镜指引恰如其分地游离食管也是很重要的。

●**图4** 术后X线造影照片
a：病例1立位。
b：病例2立位。

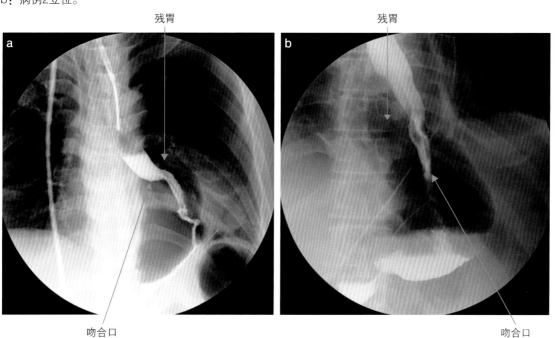

后　记

　　时代变迁，平成已悄然改元令和。不是每个人都有机会经历这样的历史节点。令和是美丽和谐（beautiful harmony）之意，怎么说也是一个响亮的年号。笔者感觉这一命名也象征了现代外科医师所致力的团队配合。在胃癌手术治疗方面也出现了新的动向，如机器人手术进入医疗保险。不难想象，今后包含日本国产机器人在内的机器人手术将会兴起。在这样的背景下，为从现有腹腔镜手术书籍中脱颖而出，在本书的书名前冠以"令和"字样。如徒有虚名而无内容，则未免辜负了书名，因此，对内容与执笔作者都进行了长时间的斟酌。首先，破除门户之见，邀请了可以代表令和时代的著名外科医师。大家在百忙之中欣然应允，借此机会深表谢意。其次，考虑到人口老龄化、伴随上部胃癌的增加而出现的术式变化，除胃癌常规术式以外，尚增添了保功能手术、脾门淋巴结清扫、纵隔淋巴结清扫、消化道重建等内容。对于读者可能感兴趣的紧跟时代的内容，我们匀出较多篇幅设立专栏，并邀请了该领域的专家执笔。笔者自认为本书特色非常鲜明，内容也很"和谐"。

　　希望本书成为令和时代肩负重任的外科医师的良师益友。

癌研有明病院消化道外科　胃肠外科

布部　創也